食べものの力と生活習慣で不調をとりのぞく

オトナ女子の

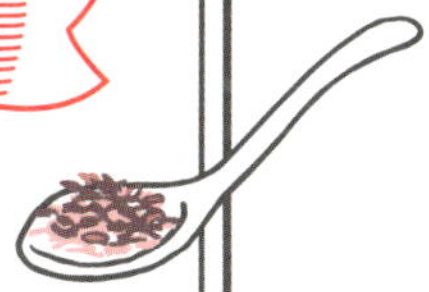

薬膳的セルフケア大全

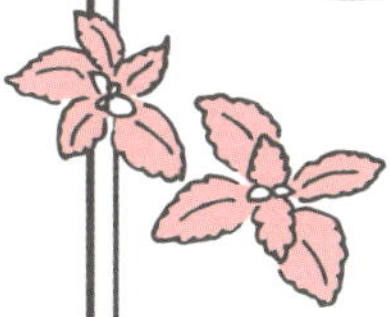

一般社団法人紡ぐしあわせ薬膳協会代表理事

水田小緒里

ソーテック社

読者特典

本書をお読みくださったあなたへ

感謝の気持ちを込めて、
健康に必要な要素と症状のタイプ別を一覧にしている
「元気の要素＆不調の要素のマインドマップ」を
無料プレゼントします！
下記のQRコードにアクセスするだけで、
ダウンロードできます。

Cover Design...Fusako Suzuki
Illustration...Wako Sato

はじめに

私がはじめて薬膳を知ったのは、25年以上前のこと。そのころは体によさそう、面白そうという興味から学びはじめました。薬膳を本格的に学び10年以上たった今、薬膳は私の人生に大きな影響を与えたと実感しています。薬膳は中医学が基本となっており、中医学は哲学です。その哲学は私にとって体や心を健康に導くだけでなく、人生の生き方、考え方にも大きく影響するものとなりました。

私は現在「核なるものを見極めろ」という理念のもと、食を通して必要なものを見極める力をつけ、人生を変容させたい人のサポートをしています。本書でも同じく、読者のみなさんに自分と向きあい、自分の体で起こっている状態の原因が何かを自分で見極めて、自分の体の変化を感じながら体調を整え、健康になってもらえるように工夫しています。薬膳を通して、「自分でもやればできる」という自信をつけて、自分がなりたい自分へ、その先に自分のやりたいこと、かなえたいことをかなえてほしいと願っています。

この本は次のような構成になっています。

入門編 中医学（中国伝統医学）・薬膳からみた健康や食材の考え方

基礎編 体を構成する基本的な物質や五臓の働き、食以外で健康になるコツ

応用編 自分の困りごとを解消する

自分自身の体の状態を見つめて、必要なもの、不要なものを見定める。そしてどんどん掘り下げていくと自分の本当に求めていること・ものを見つけることができます。日常生活の忙しい中、自分自身を見つめることなくすごしてしまいがちですが、ほんの少しの不調を早めに見つけて調整することで、心も体も健康でいられます。

体が健康であってはじめて気持ちや思考もよい状態を保てます。毎日の積み重ねでよりよい状態をつくる秘訣を紹介しています。

中医学では何千年も前から、五感を使って情報収集をしていました。自分の五感で感じながら体調を整えるには、中医学・薬膳が向いているということがわかるでしょう。まずは自分に不要なことをやめて、自分に必要なことを増やしていくことで、少しずつ改善が見えてくるはずです。薬膳はパズルのようだといつもお話ししますが、枠から徐々に核心に、違っているものはピースから外していき、ひとつの絵（健康）となっていくイメージです。また薬膳のポイントは「適当」がいいというところです。人によって状態はまちまちです。だからこそ、その人にとって「ほどよいところ」ということが大切です。肩肘を張らず、ゆったりと、毎日できなくても長い目で見ていい方向へ向かえる、そんなあなたの健康の指針となる本となればうれしく思います。

本来、中医学は「証《しょう》」を見極めてその「証」にあわせて治療方針を立てます。「証」を見極めるには経験が必要です。この本の目的は、薬膳を知らない人でも、自分で薬膳のものさしで健康をとらえながら、体調を整えられるようになることです。わかりやすく「証」

を分解しているところがあったり、わかりにくい表現を噛み砕いたり、少しゆるやかな解釈をしている部分もあります。勉強してきた人であれば、あいまいな部分や違和感を感じる表現があるかもしれません。そんな勉強をしてきた人のためには、「中医学・薬膳のヒント」を掲載しているので、そちらを参考にしてください。

また、この本ではセルフケアを前提に解説しています。「不調の裏」には大きな病気が潜んでいることもあるので、つらい症状や痛みがある場合は、無理をしないで早めに病院などを受診してください。

水田小緒里

もくじ

CONTENTS

基礎編

あなたの体質と生活リズムをチェック

CONTENTS

体の不調やトラブル

CONTENTS

CONTENTS

入門編

健康って何だろう？

入門編では、中医学（中国伝統医学）でいう健康の考え方や薬膳の基礎知識をまとめました。健康の考え方がわかれば、どうしたら症状を改善できるのかヒントを得ることができます。中医学の「ものさし」を身につけていきましょう。

心と体がともに元気が「健康」

心が元気ではないとき、がんばれないときに体が動かない、重いなどと感じたことはありませんか? また、病気になったときに気持ちが塞いだり、不安を感じたり、いいことを考えられなくなった経験はありませんか?

それは心と体がリンクしているからです。まず体調不良になってつられて気持ちまで沈む場合もあれば、気持ちが先に沈んで体調不良となることもあります。どちらが先に不調となるかはその人それぞれ。環境によっても異なります。でも、心と体どちらかが不調になったとき、うまく対応できないと心も体も不調に陥ってしまいます。

激しい感情や同じ感情が続くことでも、体に不調が出てきてしまいます(応用編 気持ちをコントロールする:187頁参照)。逆に心と体、どちらかが改善しはじめると、もう片方もよくなっていくということが起こります。心も体もいい状態でいること、それこそが健康にとって大切なことなのです。

心を健康にすることも体を健康にすることも大切です。この本は、特に食事から心と体を健康にする手助けができたらと思って書きました。少しでも、あなたの心と体がともに健康になりますように。

体は全体で考えよう「整体観念《せいたいかんねん》」

中医学（中国伝統医学）では、健康を考えるときに自然界のこともあわせて考えます。たとえば夏の時期と冬の時期では、夏は体温が上がりすぎないように調節し、冬は体温が下がらないように調節しています。午前中から正午にかけて活動を活発にし、夜に向かうにつれて活動をゆるめていきます。このように、自然界のリズムも体調を整えるのに関係しています。また体も同じく、いろいろな臓腑、組織や器官で構成されていて、それぞれが助けあいひとつになって機能しています。症状や病気が起きる場合、臓腑や組織、器官の不調が体全体に影響するため、それぞれを切り離して考えずに、全体でひとつとして考え、調整をしていきます。

COLUMN

体の調子を整えるのはお家を片づけるのと同じ

整理整頓は、必要なものと不必要なものを分けて、必要なものの置き場を決めて片づけていきます。お家を片づけるときに、どこの場所からはじめても、最終的には不要なものを捨てて必要なものの置き場を決めてしまえば家中がきれいになります。

体の調子を整えるのも同じで、老廃物を排出させて、必要な栄養分をとって巡らせることが大切です。**いろいろな症状がある中で1番気になるところから手をつけます。**体はそれぞれ関連しあっているので、どこかを改善するとほかのところも症状が軽くなってきます。あせらず、少しずつ体を整えてください。

健康にはバランスが大切

健康でいるために特に大切なことは4つです

❶ 体を構成する基本物質（気《き》・血《けつ》・津液《しんえき》）が満ち足りていること、巡っていること

❷ 五臓（肝《かん》・心《しん》・脾《ひ》・肺《はい》・腎《じん》）
六腑（胆《たん》・小腸《しょうちょう》・胃《い》・大腸《だいちょう》・膀胱《ぼうこう》・三焦《さんしょう》）がバランスよく正常に働いていること

❸ 寒熱《かんねつ》のバランスが取れていること

❹ 心が元気なこと

体を構成する基本物質が足りなかったり巡らないと、「臓腑」「組織」「器官」に栄養と潤い、酸素が足りなくなり、正常に機能しなくなります。

「五臓六腑」は呼吸器系、循環器系、消化器系、泌尿器系などの働きを連携して行っています。「臓腑」が協調して働くことで、「気血津液」をつくることができ、また巡ることができます。「気血津液」と「臓腑」はそれぞれが助けあって、体全体を機能させています。

次頁上図を参照してください。五臓はそれぞれ、「肝→心→脾→肺

五行と五行属性について

五行とは木・火・土・金・水のことで、五臓を含むあらゆるものを５つに分類しています（付録２ 五行属性：259 頁参照）。

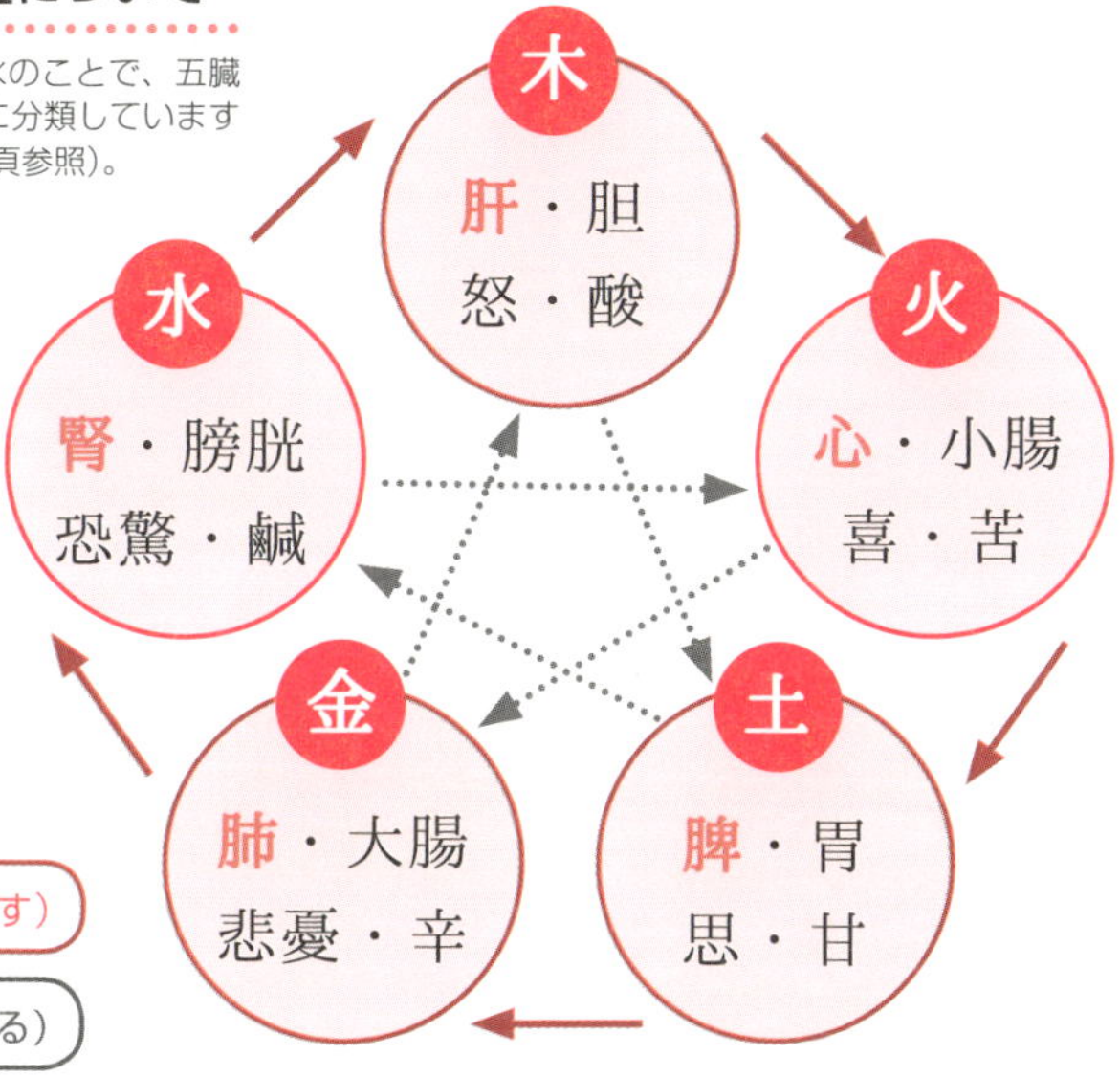

→ 相生《そうせい》（生み出す）
…▶ 相克《そうこく》（抑制する）

↓腎↓肝」というサイクルで次の臓を援助しています。そして「肝↓脾↓腎↓心↓肺↓肝」というように、矢印の先を抑制してバランスを取っています。「五臓」が均等に働いているときはバランスが取れていますが、どこかの「臓腑」が弱ったり（円が小さくなる）、がんばりすぎてしまう（円が大きくなる）とバランスが崩れて、不調を起こします。

また体が冷えすぎると機能が低下し巡りが滞ります。逆に体に熱があると機能が亢進したり、炎症、出血を起こしたりします。運動不足、冷たい飲みものや食べものの摂取などで体が冷えて代謝が悪くなっている人もたくさんいます。体を冷やさず、温めて巡らせることが大切です。

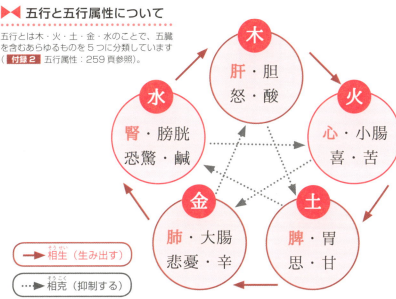

「薬膳」であなたの治癒力をアップ

薬膳は、中医学に基づく食養生《しょくようじょう》です。毎日変化する体調をその都度見極め、「五臓」を整えたり、体を温めたり・冷やしたりといった食材の持つ作用をうまく組みあわせてバランスを取り、健康長寿、病気の予防や回復などを目的につくる食事です。

栄養学は、食品を炭水化物、たんぱく質といった栄養素の観点から考えますが、薬膳は、長い歴史をかけて判明してきた食べものの効用を知ったうえで、一人ひとりの体質や症状にあわせて好ましい食べものと控えたい食べものを考えるといった、違った観点でアプローチします。そのため、栄養学とは異なった視点で治癒力を高めることができるのです。薬膳は、食物を次の4つの作用で考えます。

❶五性《ごせい》（熱《ねつ》・温《おん》・平《へい》・涼《りょう》・寒《かん》）

食べ物の食性は「約70％が平性《へいせい》」で、平性の食材をとることで陰陽のバランス調整をしています。冬の時期や体が冷えやすい人は温熱性

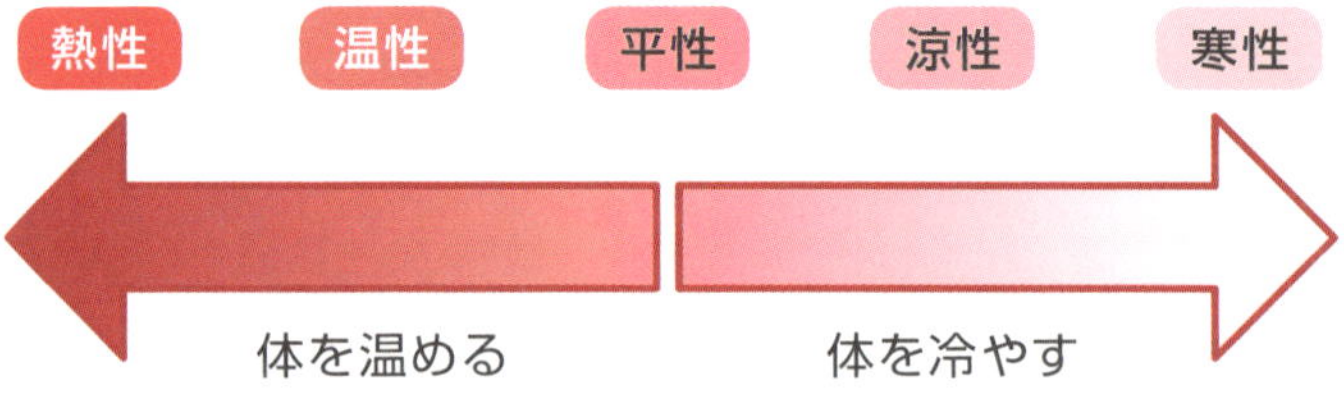

五性の作用と主な食材

<table>
<tr><th>五性</th><th colspan="2">作用</th><th>主な食材例</th></tr>
<tr><td>寒性《かんせい》</td><td>体を冷やす</td><td rowspan="2">寒涼性《かんりょうせい》(陰)の食物は体の熱を冷まし、体内の炎症を抑えたり、血液の浄化をする。
解毒作用や余分な水分を取り除く作用を促進させる</td><td>緑豆、こんにゃく、えのきたけ、きゅうり、トマト、柿、キウイフルーツ、スイカ、バナナ、あさり、かに、昆布、たこ、のり、ひじき、豚肉、醤油、塩、ビール</td></tr>
<tr><td>涼性《りょうせい》</td><td>体を
やや冷やす</td><td>小麦 、豆腐、アスパラガス、ごぼう、小松菜、チンゲン菜、なす、セロリ、レタス、冬瓜、大根、ほうれん草、ゆりね、もやし、いちご、いちじく、梨、みかん、わかめ、ヨーグルト</td></tr>
<tr><td>平性《へいせい》</td><td>どちらでもない</td><td>陰陽のバランスの調和をする</td><td>米、芋類、大豆、アスパラガス、おくら、かぶ、カリフラワー、キャベツ、木くらげ、しめじ、とうもろこし、人参、白菜、ピーマン、ブロッコリー、百合根、ぶどう、プルーン、ブルーベリー、りんご、いか、牡蠣、さば、さんま、すずき、牛肉、鶏卵 、コーヒー、はちみつ、カカオ、鴨肉、牛肉、白砂糖、みそ</td></tr>
<tr><td>温性《おんせい》</td><td>体を
やや熱く
する</td><td rowspan="2">温熱性《おんねつせい》(陽)の食物は内臓が温まり、循環機能が高まり、体の動きが活発になる。
気力を増強させたり、代謝を促進させる</td><td>もち米、納豆、いわし、えび、かつお、鮭、ししゃも、たい、まぐろ、鶏肉、くるみ、あさつき、エリンギ、かぼちゃ、しそ、生姜、玉ねぎ、にら、ねぎ 、舞茸、ざくろ、さくらんぼ 桃、ジャスミン、紅茶、酒、酢、みりん、黒砂糖、ワイン</td></tr>
<tr><td>熱性《ねっせい》</td><td>体を熱く
する</td><td>羊肉、ウイスキー、焼酎、花椒《かしょう》、胡椒、唐辛子</td></tr>
</table>

の食材を多めに、夏の時期や体に熱がこもりやすい人は寒涼性の食材を多めにとって陰陽のバランスを整えていきます。

②五味《ごみ》（酸《さん》・苦《く》・甘《かん》・辛《しん》・鹹《かん》）

五味《ごみ》とは食べたときの味だけでなく、その味がどのような作用を持っているかで分類されています。よって実際に食べた味と違う分類にあてはまることがあります。五味は「酸」「苦」「甘」「辛」「鹹」のことで、食材によっては複数の味を持っているものもあります。また、五味にはそれぞれの味によって働きかける「臓」が決まっています（次頁表参照）。五味以外にはと麦や冬瓜など、利尿作用を持つ「淡味《たんみ》」や柿や銀杏、蓮の実など酸味と同じような働きを持つ「渋味《じゅうみ》」があります。

③帰経《きけい》

食べものの作用が、体のどこの部位（臓腑、経絡）に働くかを示しています。

五味《ごみ》（次頁参照）によって、それぞれ働きかける臓腑・経絡が決まっています。食材によって、特定の部位に働くものもあれば、複数の部位に働きかけるものもあります。

自分の好みの味だけを多くとり続けると、臓腑のバランスが崩れてしまいます。季節や体質などで調整しますが、基本的には五味をバランスよくとることが大切です。毎日の食事を振り返って五味の偏りがないかを必ずチェックしましょう。

五味《ごみ》と帰経《きけい》の効能と主な食材

五味	関連する臓器	効能	主な食材例	帰経
酸味《さんみ》	肝	「気」や汗、尿などを引き締める 止血、止咳の作用もある	梅、グレープフルーツ、トマト、いちご	酸味→肝経《かんけい》
苦味《くみ》	心	「熱」を冷ます、余分な水分を取り除く、解毒などの作用がある	苦瓜、アロエ、らっきょう、緑茶	苦味→心経《しんけい》
甘味《かんみ》	脾	消化器官を整え、「気」「血」を補う 腹痛など急な症状を緩和させる作用がある	穀類、芋類、豆類、鶏肉、チーズ	甘味→脾経《ひけい》
辛味《しんみ》	肺	「気」や「血」の巡りをよくする 発汗させて、邪気や老廃物を発散する作用がある	生姜、ねぎ、にんにく	辛味→肺経《はいけい》
鹹味《かんみ》（しょっぱい）	腎	しこりをやわらかくしたり、硬い便をやわらかくして排泄させる作用がある	昆布、かに、わかめ、えび、いか	鹹味→腎経《じんけい》

④効能

食材そのものが、体に必要なものを補ったり、老廃物を出したり、炎症を抑えるなど、どのような効能を持っているのかを見ていきます。ひとつの食材には、通常複数の効能があります。

薬膳では目的を解決するために、食材の持つ五性・五味・帰経・効能をうまく組みあわせてひとつの料理にします。漢方薬も生薬《しょうやく》（中薬《ちゅうやく》）を同じ考え方で組みあわせますが、薬膳はそれを食物で組みあわせます。

つまり、病気の原因やしくみを表す「証《しょう》」（34頁参照）を見極めて、その「証」にあった五性・五味・帰経・効能の食物を組みあわせて料理をつくることが薬膳なのです。生薬を使うものが薬膳というわけではなく、「証」にあった食物を選べば、スーパーで売られている食物で組みあわせても薬膳と呼べるのです。

症状が違っていても同じ方法で改善する?

中医学では、同じ症状が出ていても大元の原因が違っている場合、改善方法は同じではなく、異なった方法でアプローチします。たとえば応用編にある便秘も、原因別にいろいろなタイプに分かれていて、改善方法が異なります。

逆に症状が異なっていても、同じ原因から起きている症状であれば、改善方法は同じになります。「疲れやすい」と「かぜをひきやすい」は違う症状ですが、原因が「気虚《ききょ》」、つまり生命エネルギーの源の「気」が足りないことだった場合、原因が同じですからどちらも同じ「気を補う方法」でアプローチするのです（基礎編 気虚タイプ：40頁参照）。

症状と改善方法は必ずしも一致するものではなく、原因と改善方法が一致すると覚えておいてください。

COLUMN

● 陰陽とは？

中国の哲学では、宇宙に存在するものはすべて陰陽という相反する二面の要素で成り立っているととらえています。陰の性質は冷たい、暗い、重い、下向き、内向き、静かなどです。陽の性質は熱い、明るい、軽い、上向き、外向き、活動的などです。

中医学では中国の哲学が用いられていて、「**健康＝陰陽のバランスが取れていること**」としています。陰の陰陽で考えた場合、特に関連する要素は「気血津液」と「寒熱」となります。本書の応用編では、**陰陽という総括的な概念を使わず、「気血津液」と「寒熱」の状態でみていきます**。

COLUMN

バランスの取れた食事とは

栄養学では「**食事摂取基準**」があります。健康の保持・増進を図るうえで摂取することが望ましいエネルギーおよび栄養素の量が示されています（健康な人を中心に、年齢、性別などで異なってきます）。摂取基準を参考に、主食（ごはん、パン、麺など）、主菜（肉、魚、卵、大豆など）、副菜（野菜、海藻、きのこ、芋類など）をそろえて食べることで、必要な栄養をバランスよくとれるメニューができます。

薬膳は目的にあわせて、食材の持っている性質や効能から食材を選び、陰陽のバランスを整えます。

「**栄養学と薬膳は健康をはかる"ものさし"が違うので、栄養学と薬膳の2つの面からバランスを取ることが大切です。**」

たとえば主食を選ぶ際、ごはんを選ぶのか、それともパンなのか麺なのか、選ぶ食材によって、栄養学と薬膳では効能に違いが出てきます。栄養学ではどちらも炭水化物として主な働きを「エネルギー源」としてとらえますが、薬膳ではごはんは食性が「平性」、効能は「生命エネルギーの源となる気を補う」、パンや麺は食性が「涼性」、効能は「心の働きを助ける」となります。体の元気を補いたいなら「ごはん」のほうが適していて、心を元気にしたいなら「パンや麺」が適していることになります。食事の話を聞いていると、パンや麺が好きな人の中には「米」をまったく食べない人もいます。また、糖質制限をしている人も多くいます。薬膳的にみると「ごはん」は「生命エネルギーの源となる気を補う」ことができる食べものですから、少量でもいいので食べることをすすめます。

同じく、筋肉や血液の原材料となる主菜の選び方、副菜の野菜などの選び方も**五性や五味、帰経、効能**をみながら選ぶことで、2方向からバランスを取ることができるのです。特に、主食は基本的に1日の摂取エネルギーを炭水化物で55～60%とることが望ましいとされているので、食べる量が多くなり、体への影響が大きくなります。何をとるか、あなたなりの「ものさし」で見極めてください。

食事のバランスはもちろんのことですが、食事を残してしまっては栄養分が不足します。食べすぎれば食べものの消化などに時間がかかり、体に負担がかかります。また、多方向から考えた食事をちゃんととっても、体でうまく食べものを消化できなければ意味がありません。**たくさんの指標から、食べる量や自分の内臓の働きまで考慮して健康になることを考えるのが「バランスの取れた食事」**なのです。

※芋類は炭水化物が多いので、量が多いときは主食としてとらえましょう。

基礎編

あなたの体質と生活リズムをチェック

体の状態は毎日変化します。そのちょっとした変化に気づくことが体を整えるために大切な要素です。少しずつ自分の体と向きあう時間をつくってみましょう。体質や生活リズムをチェックして、行動することで体に変化が現れてきます。

「舌」で毎日の体調をみる

体調も不調も
舌を見ればわかる

中医学では自分の体調を知る方法として〝舌を見る〟

「舌」の色や形、苔から、臓腑や「気血津液」の不調を知る

体調のいい状態をキープするには、毎日の体の変化を知ることが大切です。日によっても、時間によっても舌の状態は変化するので、定期的にチェックをしましょう。自分の状態が判断できたら、「気」（36頁参照）、「血」（42頁参照）、「津液」（47頁参照）、「五臓」（53頁参照）の対策を見てくださいね。

Caution

舌をチェックする際の注意事項

- 色素の濃い食べものや飲みものは、「舌」や苔に色がつくので気をつける
- リラックスした状態で「舌」を出す
- 長時間「舌」を出していると色が変化するので気をつける

正常な舌と臓腑の関係

舌と臓腑との関係

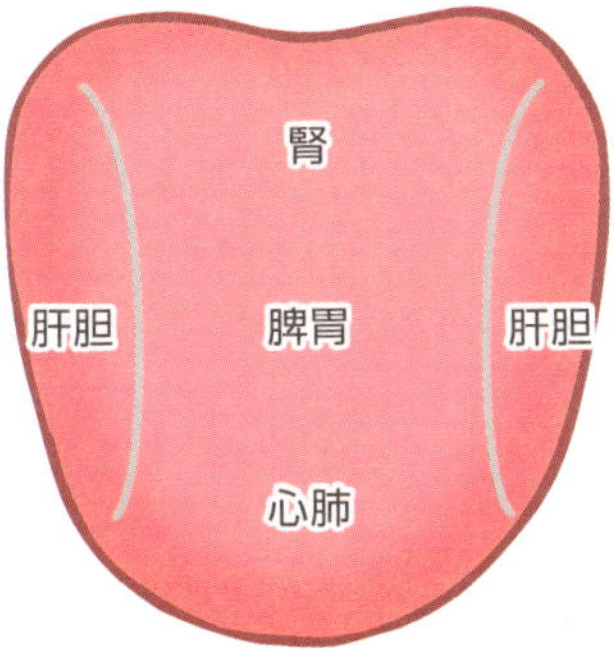

症状が出ているところの臓腑が失調している

正常な舌

正常な舌の状態と代表的な症状

舌の形、色、つや、舌の苔の色や状態を見て、体調や病気の状態をチェックします。正常な舌は、淡《たん》紅色《こうしょく》（薄い赤色）で薄くて白い苔があり適度に潤っています。体調の変化や体質、病気などで舌や苔の色・状態が変化します。

舌の色が赤くなってくると熱症状や陰液の不足状態となり、淡くなってくると「気」「血」が少ない状態となります。苔の厚さが増すと病気が進んだことになります。苔の色が変わったり、ベタベタ、乾燥、はがれるといったこともバランスが崩れている状態です。

舌は臓腑との関係が深く、「心」に熱がある場合は、舌先が赤く隆起するといった変調が現れます。

舌を見れば失調がわかる

歯形がついている

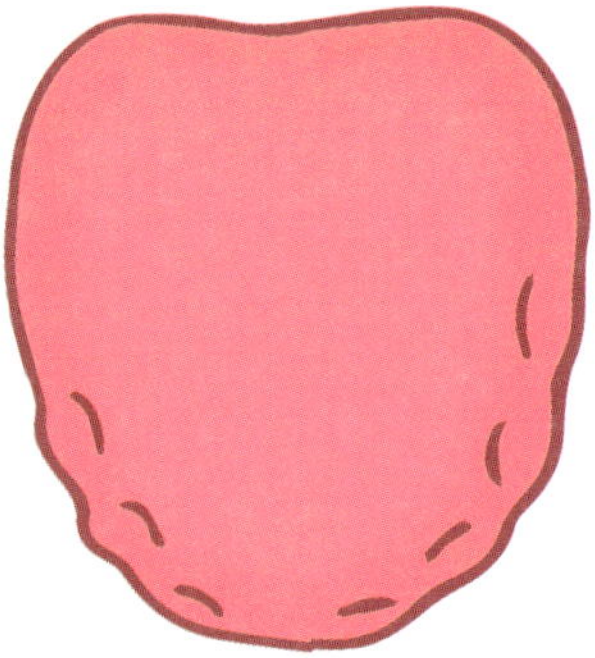

「気」が足りなくて水分代謝が悪い状態

舌の色が白っぽい

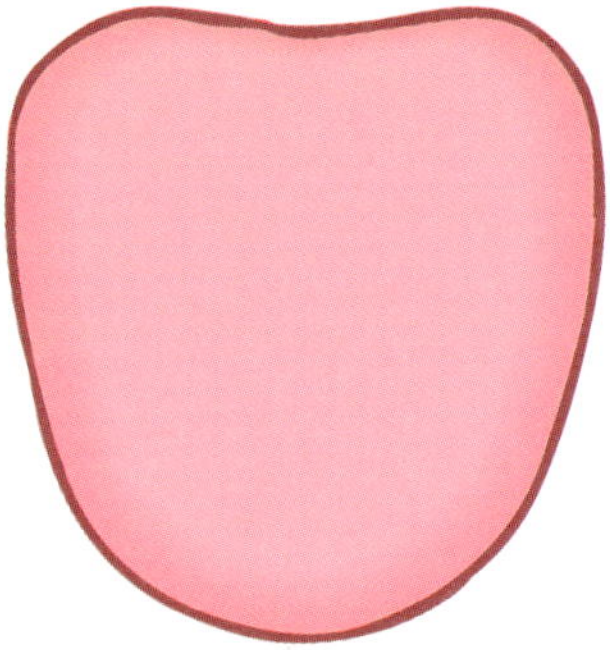

「血」が不足している

舌の色が赤くて、亀裂がある。苔がほとんどない

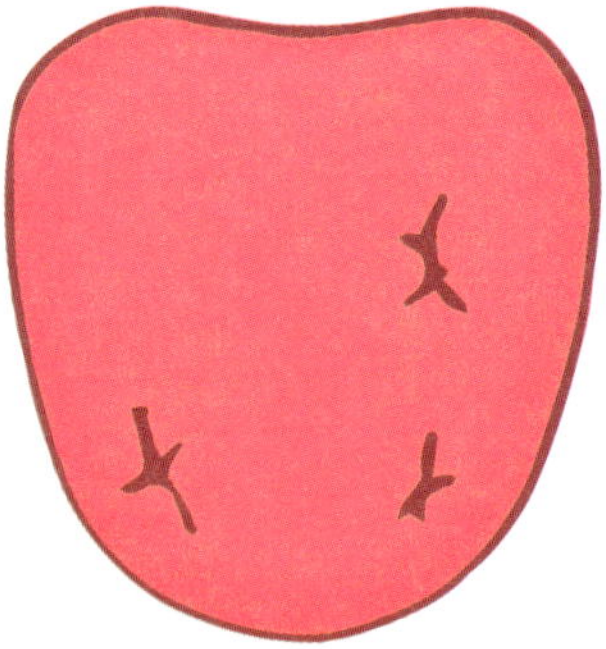

潤いが不足している

舌の色が赤紫もしくは赤紫の斑点

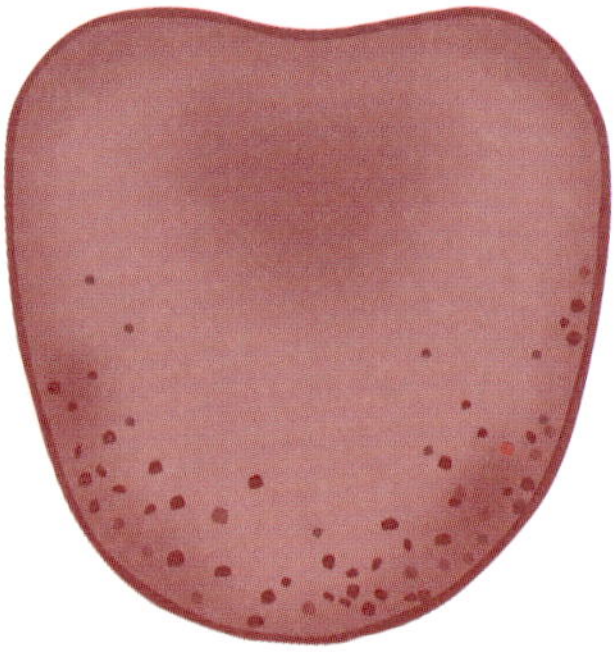

「血」の巡りが悪い

舌を見れば失調がわかる（続き）

舌の裏の静脈が太い

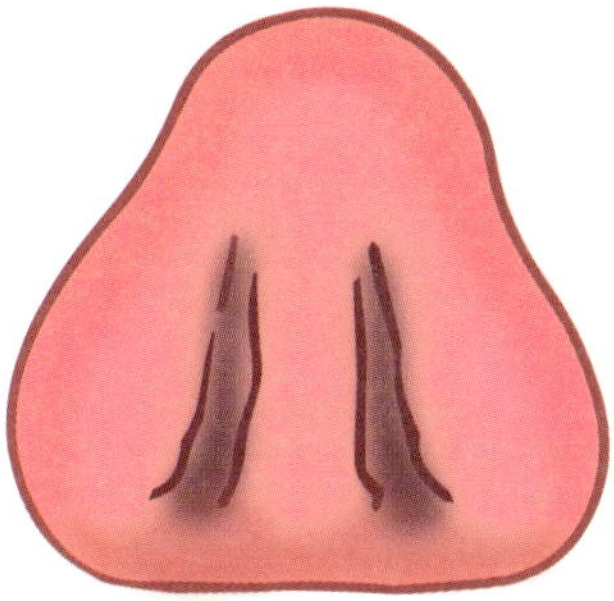

「血」の巡りが悪い

舌の苔が黄色

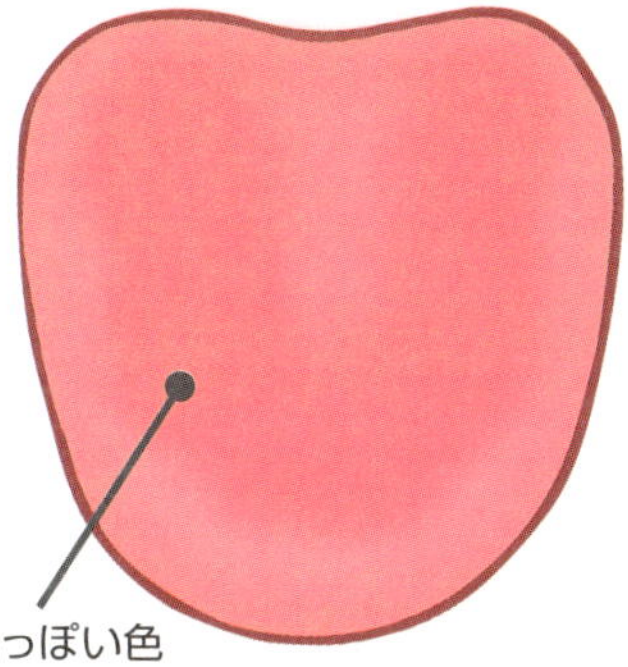

体に余分な「熱」がある。食べすぎ飲みすぎなど

舌がむくんでいる、大きい

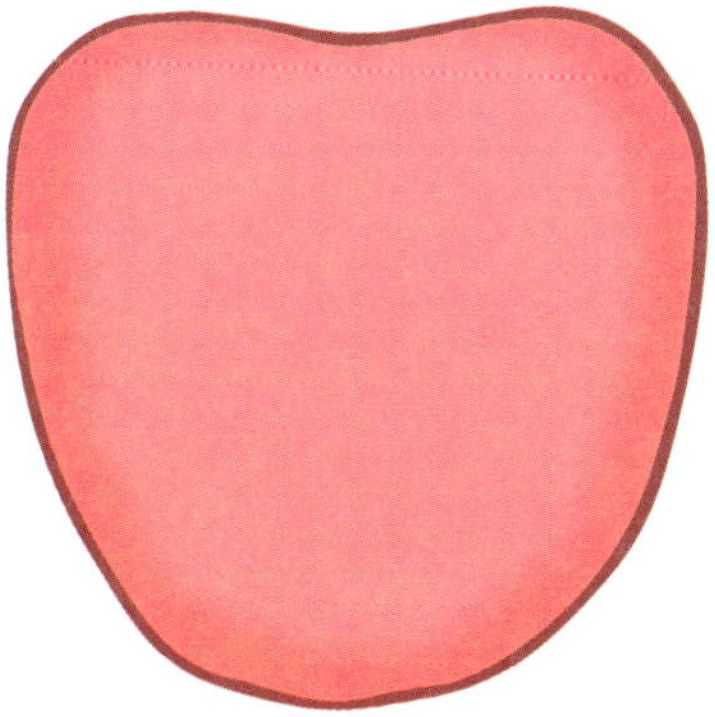

水分代謝が悪い

舌がやせている

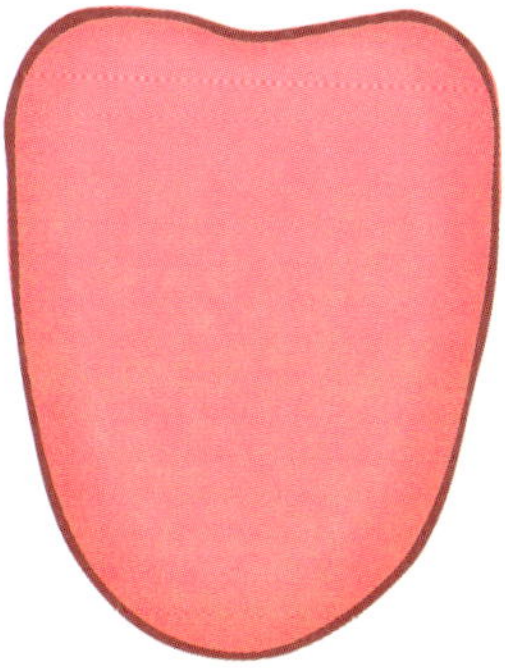

「血」が不足している

舌を見れば失調がわかる（続き）

苔がべたべたしている

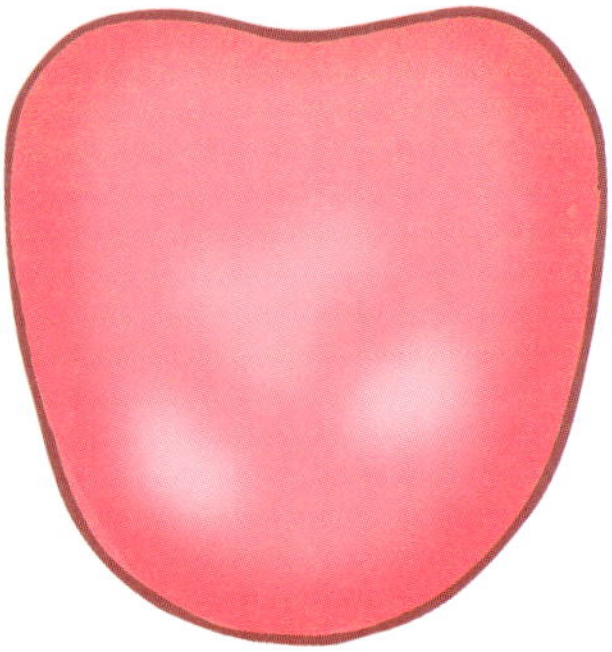

水分代謝が悪い

苔が一部剥げ落ちている

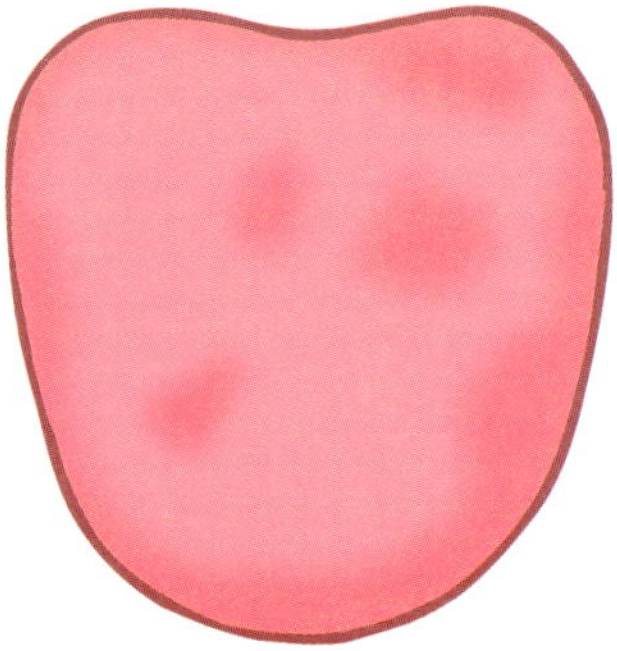

「気」、潤いが不足している

舌にとげ状の隆起、赤い点

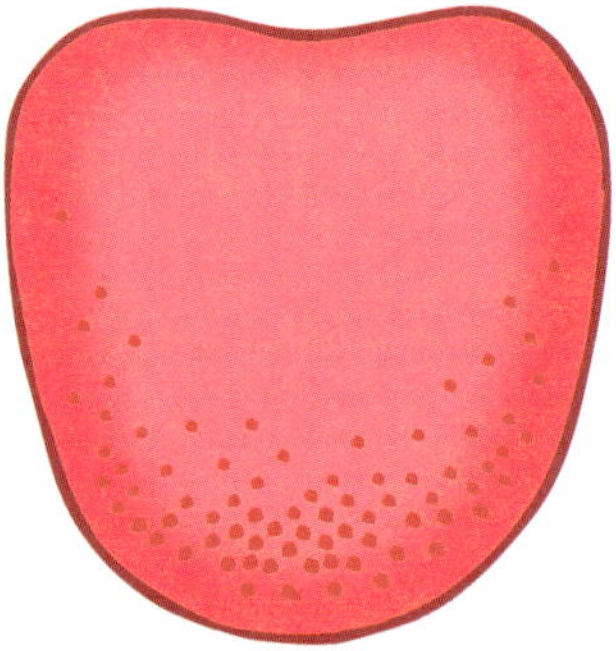

体に余分な「熱」がある

COLUMN

●顔色で体調をみる

顔色でも体調を知ることができます。
舌と一緒にチェックしましょう。

- **青色** 寒タイプ、気や血の巡りが悪い
- **赤色** 熱タイプ
- **黄色** 脾の不調、水分代謝が悪い
- **白色** 気血が不足、巡りが悪い
- **黒色** 腎の不調

「気《き》」「血《けつ》」「津液《しんえき》」が体をつくる

体の気になる項目を見つける

「気血津液《きけつしんえき》」とは、体を構成する基本物質

生命活動を支えるもととなるもので、体を巡っている

「気血津液」は、食物から得られる水穀精微《すいこくせいび》（栄養分）と清気《せいき》（自然界のきれいな空気）からつくられます。「気血津液」が十分にあってうまく巡っていると、体に栄養や酸素が行き渡り、臓腑が正常に機能します。

体をつくる要素は陰陽に分けられます。

陽 ⇒ 気 ⇒体を動かしたり温める作用がある
陰 ⇒ 血 津液 ⇒体を潤したり栄養を与える作用がある

それゆえに「血」「津液」をまとめて「陰液《いんえき》」と呼びます。「血」と「津液」は「気」の働きによって体を巡ります。

では、35頁の「気血津液チェック表」で今の体の状態をチェックしてみましょう。

点数の高い「証」は、「気」「血」「津液」が足りなかったり、うまく巡っていないことを表しています。点数の高い「証」が複数ある場合は、あなたの1番気になる症状がある「証」から優先して、改善していきましょう。どの証も点数が低い人は、「気」「血」「津液」のバランスが取れているので、健康といえます。

「証《しょう》」とは西洋医学でいうところの病名にあたる中医学名です。病気の原因やしくみを表していて、「証」にあわせて治療方針が決まります。

「虚」という言葉が出てくる場合は不足を表します。次頁の表の左側の列は足りないことを表しています。表の右側は巡りの悪さを表しています。体をつくる要素が満たされていて、巡っていることが大切となります。

チェック表に「気虚《ききょ》」「血虚《けっきょ》」「陰虚《いんきょ》」「気滞《きたい》」「血瘀《けつお》」「水滞《すいたい》」という6つの「証」が出てきますが、ここでは、どの「証」の点数が高いのか把握しておくだけでかまいません。

6つの「証」については、36頁からの「〝気〟の働きを知ろう」「〝血〟の働きを知ろう」「〝津液〟の働きを知ろう」で、それぞれお話しします。

またチェック項目の中に、疲れてくると必ず出る症状や出やすい症状があったら、36頁からの「気」「血」「津液」の中から、気になる「証」を参考にして日常的に食事や生活習慣を変化させることで補強をしていきましょう。点数が高い「証」が複数ある場合、ひとつが改善されると、同時にほかの証もよくなることがあります。

気血津液チェック表

気

証	項目	✓
気虚《ききょ》	❶ 疲れやすい	
	❷ かぜをひきやすい	
	❸ 手足が冷える	
	❹ 食後すぐ眠くなる	
	❺ むくみやすい	
	❻ 息切れしやすい	
	❼ 胃もたれしやすい	
	合計　　個	

証	項目	✓
気滞《きたい》	❶ イライラする、怒りやすい	
	❷ ストレスを感じやすい	
	❸ 頭痛、肩こりがある	
	❹ 胃やお腹が張り、ゲップやガスが多い	
	❺ 喉に何かつかえた感じがする	
	❻ 下痢と便秘を繰り返す	
	❼ 張ったような痛みがある	
	合計　　個	

血

証	項目	✓
血虚《けっきょ》	❶ 動悸がする	
	❷ 物忘れが多い	
	❸ 眠りが浅い、夢をよく見る	
	❹ めまいや立ちくらみがある	
	❺ 手足がしびれる、筋肉がけいれんする	
	❻ 顔色が白い、艶がない	
	❼ 目がしょぼしょぼする、かすむ	
	合計　　個	

証	項目	✓
血瘀《けっお》	❶ しみ、そばかす、目のクマが気になる	
	❷ 顔色がくすみ、暗い	
	❸ 足の表面に血管のこぶや血管が巣状に浮き出ている	
	❹ いつも同じところが痛む	
	❺ あざができやすく、治りにくい、出血しやすい	
	❻ 皮膚がカサカサしている	
	❼ 常に頭痛、肩こり、生理痛などの痛みがある	
	合計　　個	

津液

証	項目	✓
陰虚《いんきょ》	❶ ほてり、のぼせがある	
	❷ から咳がある	
	❸ 肌や目が乾燥する	
	❹ 口やのどが渇き、冷たい飲みものがほしい	
	❺ 寝汗をよくかく、眠りにくい	
	❻ 便がコロコロ、乾燥して出しにくい	
	❼ 尿量が少ない	
	合計　　個	

証	項目	✓
水滞《すいたい》	❶ むくみやすい	
	❷ 体が重だるい、倦怠感	
	❸ 喉が渇きにくい	
	❹ 軟便、下痢しやすい	
	❺ よくめまいや吐き気がする	
	❻ アレルギー性鼻炎、喘息、じんましんができやすい	
	❼ 胃がムカムカしやすい	
	合計　　個	

体を構成する
基本物質を知る

「気《き》」の働きを知ろう

「気」は生命エネルギーの源

生命活動の原動力、代謝や体の温度調節、病気の原因から体を守るといった働きがある

「元気」「やる気」「病気」など「気」を使う言葉がありますが、「気」は体を動かす生命エネルギーの源です。「気」は目には見えない微小なものですが、私たちが生きていくうえで必要な働きをしています。

宇宙に存在するあらゆるものが、「気」という物質からできていると考えられています。「気」は、呼吸（清

気の働き
effect

1. 「血」や「津液」を巡らせる
2. 体を温めて維持し、内臓の働きを高める
3. 体の表面を保護して、外邪《がいじゃ》が入らないようにする
4. 「血」が血管から漏れないようにする。経血《けいけつ》や汗・尿などの量の調整をする

気）と飲食物（水穀精微）からなる「後天の精」と、親からもらった「先天の精」からつくられます。

5 食物を「気」「血」「津液」に変化させたり、「津液」を汗や尿に変えるなど、体内物質を代謝する

気の不調

「❶気虚《ききょ》タイプ」と「❷気滞《きたい》タイプ」がある

「気」からくる不調は大きく2つに分けられます。「〝気〟の不足（気虚《ききょ》）」と「〝気〟の巡りが悪い（気滞《きたい》）」です。気虚がさらに進み、「気」の体を温める働きが弱くなると、気虚の症状に「冷え」が出てきます。それを「陽虚《ようきょ》」と呼びます。気虚であり、体が冷える傾向があるタイプの人は「気虚＋寒（陽虚）タイプ」の養生をしてください。また気滞の人は気が巡らなくて「熱」になるタイプ、「寒」タイプの両方があるので、見極めてください。

気虚、気滞、陽虚以外の「気」からくる不調には、胃下垂など内臓下垂がある「気陥《きかん》」、しゃっくりやゲップ、喘息、怒りやすいなどの症状が出る「気逆《きぎゃく》」などがあります。

COLUMN

気の豆知識

「気」は4種類ある

- **元気《げんき》** 生命活動の基本となる「気」
- **宗気《そうき》** 胸にあって、呼吸や拍動などを担う
- **営気《えいき》** 栄養分が豊富な「気」で「血」と一緒に巡って全身に栄養分と潤いを与える
- **衛気《えき》** 体の表面をバリアのように覆って、邪気が外から侵入しようとするのを防ぐ

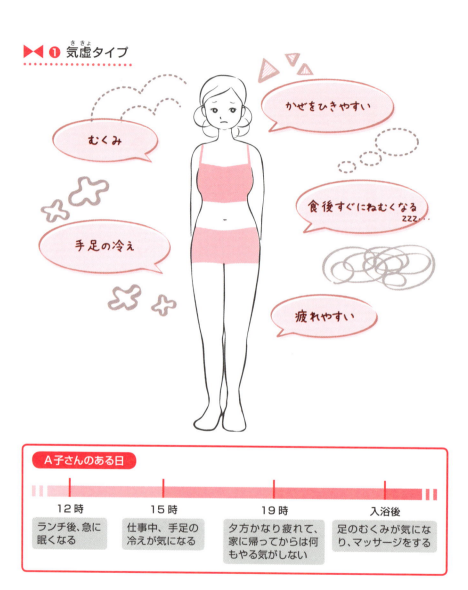

❶ 気虚《ききょ》タイプ

A子さんのある日

12時	15時	19時	入浴後
ランチ後、急に眠くなる	仕事中、手足の冷えが気になる	夕方かなり疲れて、家に帰ってからは何もやる気がしない	足のむくみが気になり、マッサージをする

❷ 気滞《きたい》タイプ

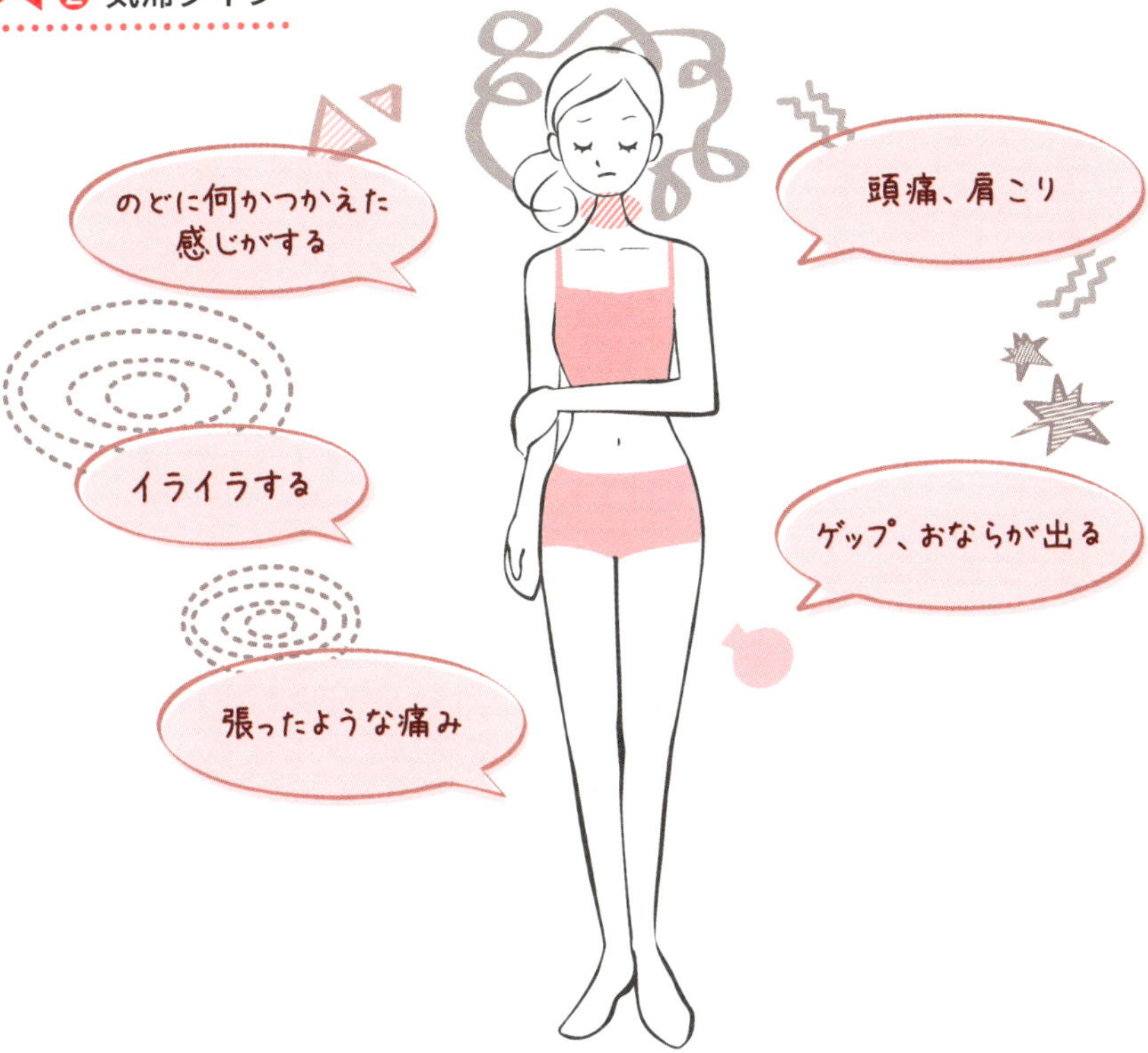
のどに何かつかえた
感じがする
頭痛、肩こり
イライラする
ゲップ、おならが出る
張ったような痛み

B子さんのある日

10時	16時	19時	23時
ときどき偏頭痛が起こる	子どもの言動にイライラしてしまう	今日も便が出なかった……	なかなか寝つけない、夢をよく見る

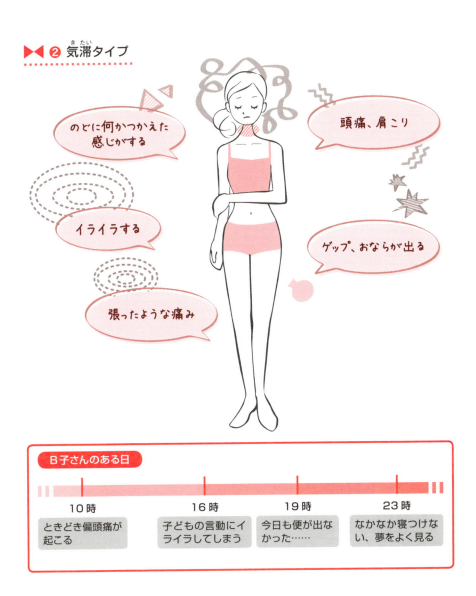

❶ 気《き》虚《きょ》タイプ（気の不足）

気の量が不足して、新陳代謝が悪く、機能が低下している状態です。疲れやすく、やる気が出ず、免疫力も低下しています。

症状 疲れやすい、かぜをひきやすい、手足の冷え、食後すぐに眠くなる、むくみ、息切れ、胃もたれ、疲れると各種症状が悪化する、内臓下垂

舌のチェック 舌の色は白っぽくぽっちゃりとしている。水分代謝が悪くて歯型がつくこともある

ポイント やわらかくする、温かくするなど、消化を助ける調理法がおすすめ。激しい運動ではなく、基礎体力をつける運動をしていく。長風呂は汗と一緒に「気」も出てしまうので、じわっと汗が出てきたところでストップ。食べすぎないこと、温熱性の食材を多めに食べること、睡眠を十分にとることが大切。「脾」や「腎」を助ける食材を食べるのもおすすめ。

気虚の症状に冷えがある場合を「陽虚《ようきょ》」といい、陽を補う食材（温陽）もあわせて補うようにする。「気」を補っても体が温まらない場合、「血」も補うといい。

RECOMMEND

食材

気を補う食材（補気《ほき》）
うるち米、もち米、山芋、さつまいも、じゃがいも、大豆、枝豆、かぼちゃ、さやいんげん、しいたけ、舞茸、ぶどう、大棗（ナツメ）、いわし、うなぎ、鮭、さば、まぐろ、えび、牛肉、豚肉、鶏肉、甘酒など

陽を補う食材（温陽《おんよう》） 羊肉、えび、まぐろ、くるみ、にら、八角、フェンネルなど

控えたい食材 冷たいもの、生もの、油っぽいもの、甘いもの

❷ 気《き》滞《たい》タイプ（気の巡りが悪い）

「気」の流れが滞り、「気」がうっ積したりしている状態です。イライラしたり、憂うつ、不安といった精神的に不安定な状態になりやすいです。ゲップや不眠症などを起こしやすくなります。

症状 イライラ、怒りやすい、ストレス、頭痛・肩こり、胃やお腹の張り、ゲップ・ガス・しゃっくりが多い、喉につかえた感じ、下痢と便秘を繰り返す、張る痛み、痛みがあちこちに移る、ストレスで痛みが増強する

舌のチェック 舌の先、舌の周りが赤くなる。舌の中心に白か黄色の苔がある

ポイント 香りのいい食材や酸味を多めに取り入れるようにする。柑橘類は皮のほうが効果が高いので、料理にうまく使うようにする。

汗をかくくらいの運動をして気分転換をするなど、ストレスを溜めないようにして、大量の飲酒は控える。柑橘類などのアロマで気持ちをスッキリさせたり、深呼吸をすることもおすすめ。

RECOMMEND

食材

気の巡りをよくする食材（理気《りき》・行気《こうき》）

玉ねぎ、ピーマン、みつば、グレープフルーツ、ゆず、みかん、かじきまぐろ、ジャスミン、キンモクセイ（桂花）、酒、赤・白ワイン、ターメリック、八角、陳皮（みかんの皮）など

控えたい食材 イライラや頭痛がある人は、にんにく、香辛料など「辛味」の食材（23 頁参照）や「熱性」の食材（21 頁参照）

「血《けつ》」の働きを知ろう

体を構成する
基本物質を知る

血管の中を流れる赤い液体「血」
体を巡って栄養を全身に運ぶ働きがある

「血」は、血管を流れる赤い液体で、生命を維持する基本物質のひとつです。全身に栄養を行き渡らせ、潤いを与えます。

血の働き
effect

1 全身に栄養を行き渡らせ、内臓の働きを支え、筋肉や骨を丈夫にする。肌や髪をつやつやに保つ

2 精神を安定させる

血の不調

「❶血虚《けつきょ》タイプ」と「❷血瘀《けつお》タイプ」がある

「血」の不調は、大きく「〝血〟の不足（血虚《けっきょ》）」と「〝血〟の巡りが悪い（血瘀《けつお》）」の2つがあります。ほかには、手足の冷え、お腹が冷えるなど冷えて「血」の巡りが悪くなる「血《けっ》寒《かん》」、「血」が熱を持ち、発熱、鼻血や血便など出血傾向の「血熱《けつねつ》」があります。

❶ 血虚《けっきょ》タイプ

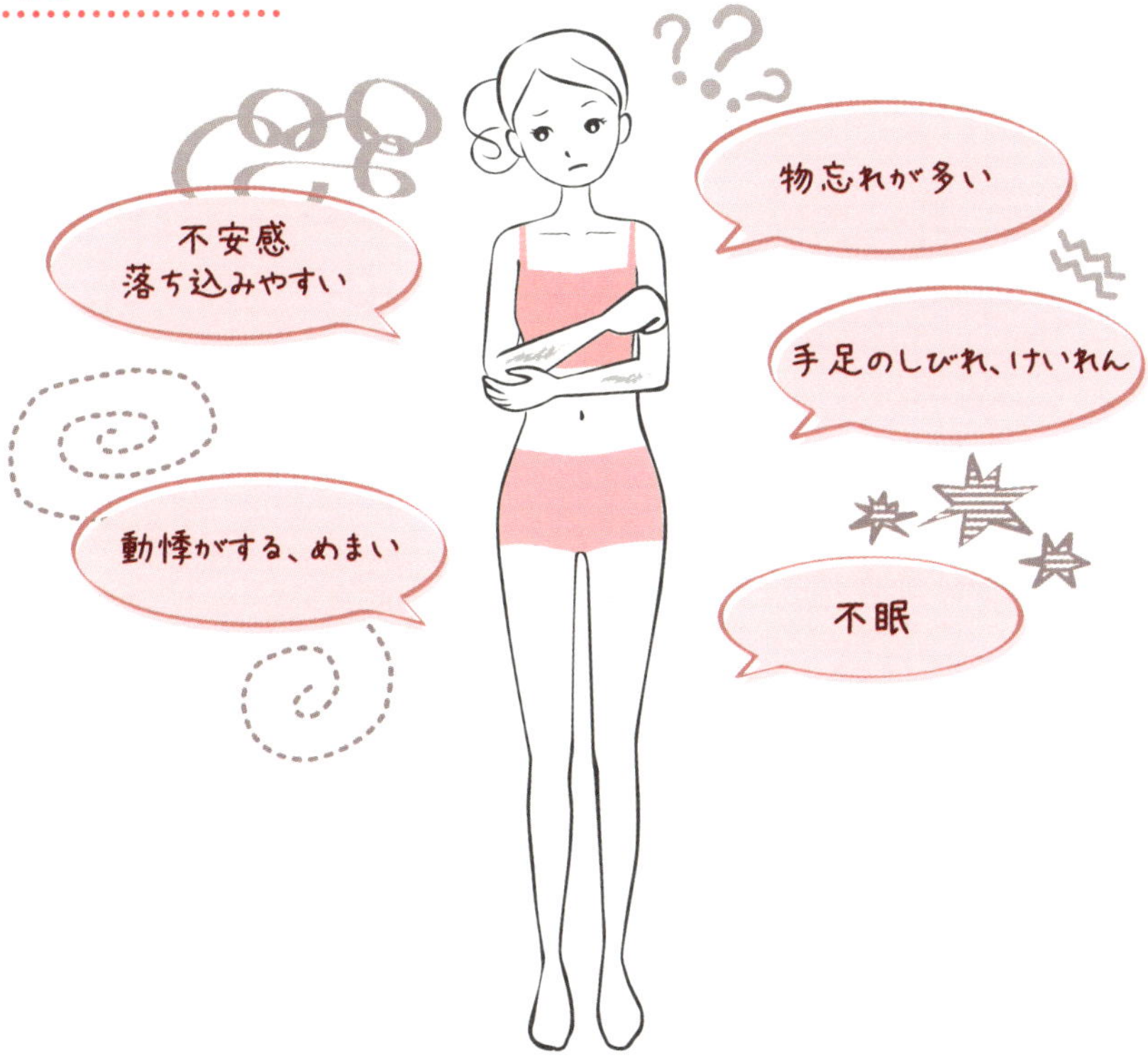

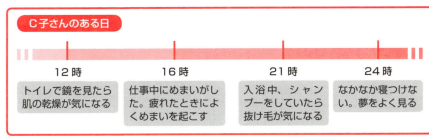

不安感
落ち込みやすい
物忘れが多い
手足のしびれ、けいれん
動悸がする、めまい
不眠

C子さんのある日

12時	16時	21時	24時
トイレで鏡を見たら肌の乾燥が気になる	仕事中にめまいがした。疲れたときによくめまいを起こす	入浴中、シャンプーをしていたら抜け毛が気になる	なかなか寝つけない。夢をよく見る

❷ 血瘀《けつお》タイプ

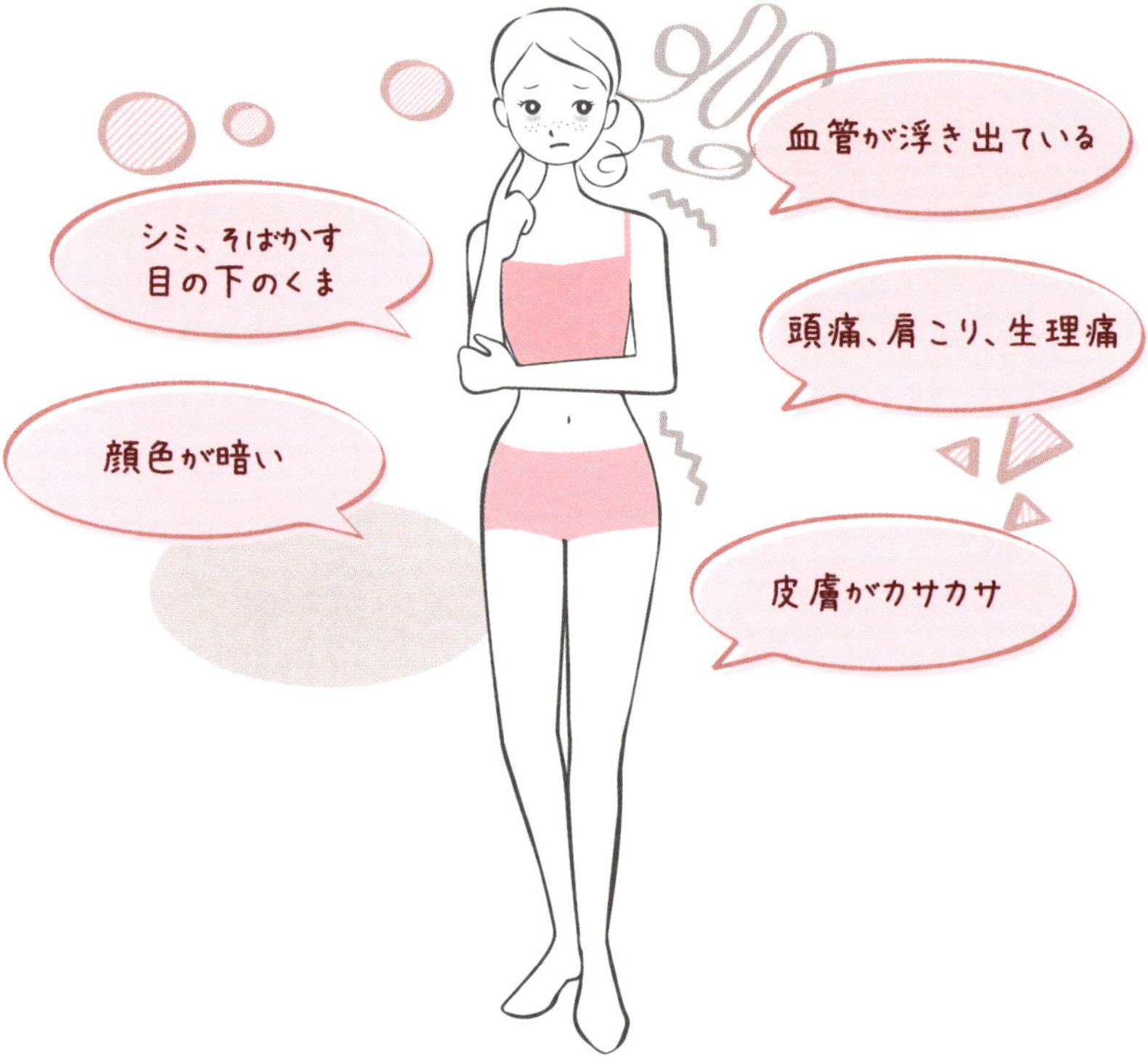

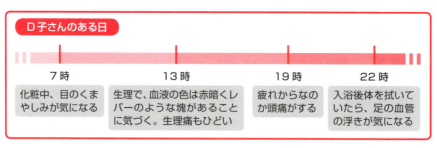

シミ、そばかす
目の下のくま
顔色が暗い
血管が浮き出ている
頭痛、肩こり、生理痛
皮膚がカサカサ

D子さんのある日

7時	13時	19時	22時
化粧中、目のくまやしみが気になる	生理で、血液の色は赤暗くレバーのような塊があることに気づく。生理痛もひどい	疲れからなのか頭痛がする	入浴後体を拭いていたら、足の血管の浮きが気になる

❶ 血虚《けっきょ》タイプ（血の不足）

体内の「血」が不足した状態です。顔色が悪く、めまい、肌の乾燥、白髪、抜け毛といった肌や髪のトラブル、不眠などの睡眠トラブルを起こしやすくなります。血虚が進むと体が冷えを感じるようになります。

症状 動悸、物忘れ、眠りが浅い、夢をよく見る、めまい、立ちくらみ、手足のしびれ、筋肉のけいれん、顔色が白い、ツヤがない、目のかすみ、生理不順、肌の乾燥、白髪、抜け毛、不安・落ち込みやすい

舌のチェック 舌が小さめもしくは細い、色は白っぽい、苔は白い

ポイント 気虚と両方の体質を持っている人も多く、消化を助ける調理法をして、よくかんで食べることを心がける。偏食をしたり、ダイエットなどで食事量を減らすことは控える。運動は軽いウォーキング程度にする。また、目を使いすぎると「血」を消耗するので、目を休めることを意識するといい。

RECOMMEND

食材

血を補う食材（補血《ほけつ》・養血《ようけつ》）
黒豆、黒ごま、黒きくらげ、ほうれん草、人参、しめじ、パセリ、ライチ、牡蠣、あさり、いか、たこ、かつお、さば、さわら、ぶり、まぐろ、ひじき、牛肉、レバー、鶏卵、桑の実（マルベリー）、大棗《たいそう》（ナツメ）、松の実など

控えたい食材 冷たいもの、生もの、油っぽいもの、甘いもの

②血瘀《けつお》タイプ（血の巡りが悪い）

血行不良の状態です。皮膚の色が暗く、関節痛や手足の冷えが出やすくなります。特に「血」の巡りが悪いところに刺すような痛みがあったり、しこりができることがあります。

症状 色が暗い、くすみ、しみ、そばかす、目の下のクマ、足の血管が浮き出る、あざができやすい、出血しやすい、皮膚がカサカサ、常に頭痛・肩こり、生理痛などの痛みがある、刺すような痛み、しこりがある、痛い場所がいつも同じ、押さえるのを嫌う、生理不順、生理にレバー状の塊がある

舌のチェック 「舌」の色が青紫っぽい、紫色の斑点がある、「舌」の裏の静脈が太い

ポイント 「血」の巡りをよくするために、適度な運動をする。同じ姿勢が続くときは休憩を入れて体を動かすようにする。

また、「気」を補う、「気」の巡りをよくすることも大切（40頁参照）。特に体が冷えている人は下半身を温めるといい。

血瘀タイプの人は、気虚タイプ、血虚タイプ、寒熱の偏り、「脾」が弱いなどの原因によることが多く、原因を改善することで血瘀を軽減できる

RECOMMEND

食材

血の巡りや滞りをよくする食材（活血《かっけつ》・化瘀《かお》）

黒豆、納豆、玉ねぎ、なす、菜の花、にら、チンゲン菜、パセリ、ローズマリー、さんざし、クランベリー、ブルーベリー、プルーン、桃、栗、いわし、鮭、さんま、ししゃも、サフラン、カカオ、桂花（キンモクセイ）、紅花、酢、焼酎、ワイン、黒砂糖など

控えたい食材 甘いもの、油っぽいもの

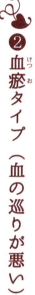

「津《しん》液《えき》」の働きを知ろう

体を構成する
基本物質を知る

体のいたるところにある透明な水分「津液」

体を潤すことだけでなく、陰陽のバランスを整えるのにも重要な働きをする

「血」以外の体に必要な水分のことをいい、生命を維持する基本物質のひとつです。体を潤したり、老廃物を体外へ排出する役割があります。汗、涙、唾液なども「津液」が変化したものとされています。「津液」は熱を冷ます役割も担っているので、体温調整に関わります。

津液の働き effect

1 体全体を潤す

2 関節の動きをなめらかにする

3 口、鼻、目を潤す

4 髪や肌をつやつやにする

5 陰陽のバランスを調整する（体の余分な「熱」を冷ます）働きがある

津液の不調 「❶陰虚《いんきょ》タイプ」と「❷水滞《すいたい》タイプ」がある

「津液」が少なくなると、目の乾燥や肌の乾燥が起きはじめます。さらに体全体の潤いがなくなってきて乾燥状態がひどくなり、体にほてりなどを感じるようになった状態を「陰《いん》虚《きょ》」といいます。

また「津液」の巡りが悪く湿が溜まった状態を「水滞《すいたい》」といい、「津液」の不調は大きくこの2つに分けられます。

本書では、「津液」不足よりさらに潤いがなくなった陰虚で解説しています。乾燥症状などが気になる場合は陰虚を参考にしてください。

それ以外の「津液」からくる不調としては、体の余分な水分である「湿」がさらに凝縮して「痰」となり、痰が絡んだり、喘息などの症状が出る「痰飲《たんいん》」があります。

また水滞の人は体にいらない「湿」や「痰」が溜まり、「熱」になるタイプになる人と「寒」タイプになる人がいます。

❶ 陰虚《いんきょ》タイプ

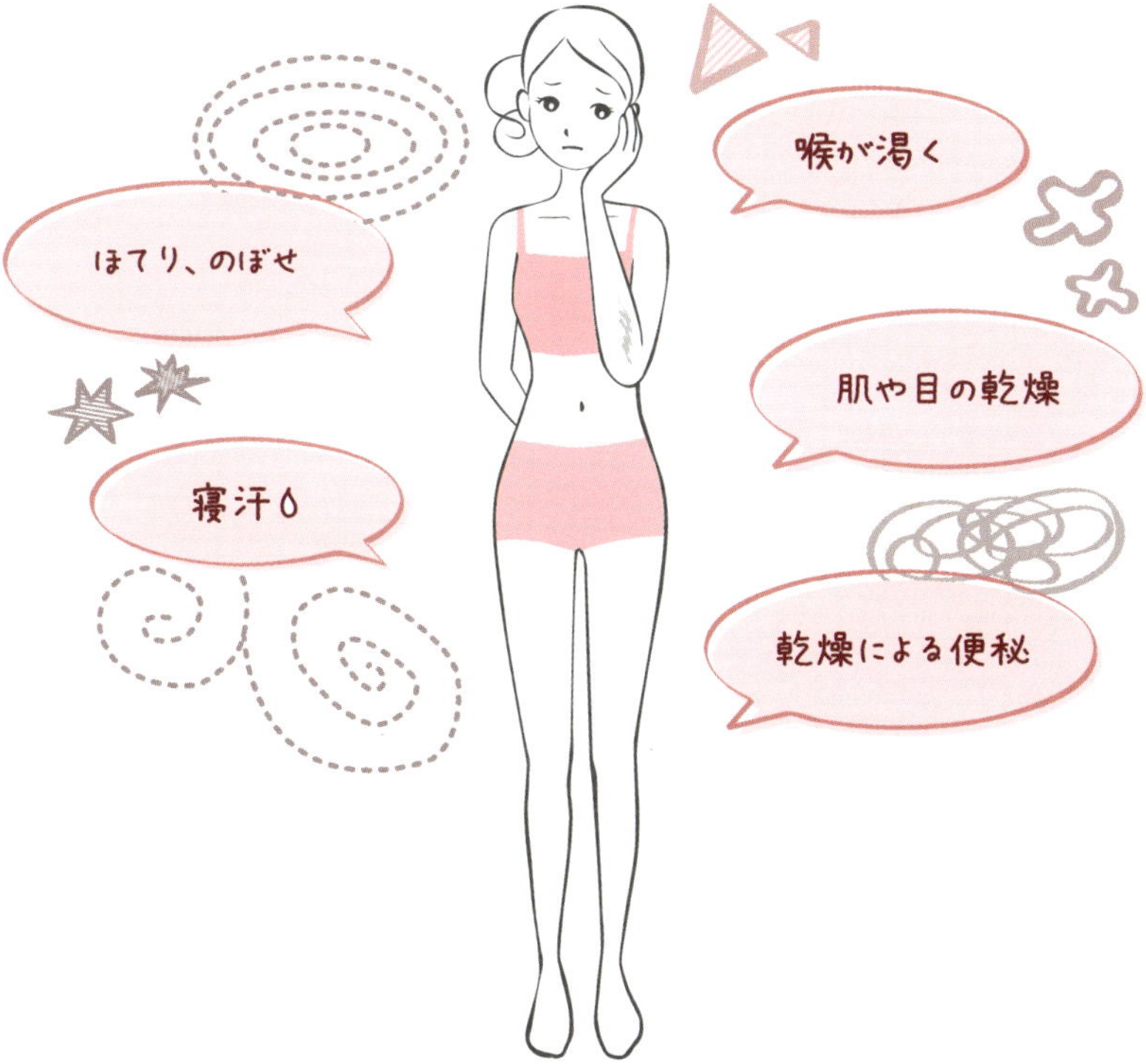

E子さんのある日

8時	12時	16時	24時
電車移動中に急にカーッと熱くなり、気温差の調整がうまくできない	ランチを食べていたら汗が噴き出てくる	仕事中、目が乾いて目薬をさす	寝ているときに汗をかき、翌朝びっしょりになっている

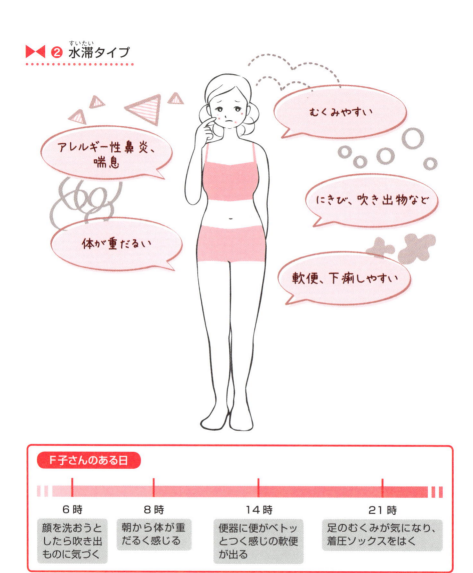

❷ 水滞《すいたい》タイプ

F子さんのある日

6時	8時	14時	21時
顔を洗おうとしたら吹き出ものに気づく	朝から体が重だるく感じる	便器に便がベトッとつく感じの軟便が出る	足のむくみが気になり、着圧ソックスをはく

❶陰虚《いんきょ》タイプ（陰液の不足）

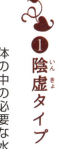

体の中の必要な水分が不足し、潤いが足りない状態（津液不足）がさらに進むと、血と津液の両方が不足する陰液不足「陰虚」となります。

肌が乾燥し、口渇、ドライアイなどになりやすくなります。

症状 ほてり、のぼせ、から咳、皮膚や目の乾燥、口や喉の渇き、冷たい飲み物がほしい、寝汗、不眠、乾燥による便秘、尿量が少ない、髪のパサつき

舌のチェック 舌が赤く、苔が少ない、もしくはほとんどない、亀裂が入っていることもある

ポイント アルコールは「温熱性」のものが多く、よりほてりやすくなるので控える。また運動をするときに汗をかきすぎると、症状が悪化する

夜、十分な睡眠をとることで陰液ができる。夜遅くまで活動をしていると陰液を消耗してしまうので、深夜0時までに寝るようにする

RECOMMEND

食材

津液を生む食材（生津《せいしん》）

アスパラガス、おくら、きゅうり、ズッキーニ、冬瓜、トマト、れんこん、梨、梅、レモン、牛乳、ヨーグルト、柿、甘酒、緑茶

陰液を補う食材（滋陰《じいん》）

山芋、アスパラガス、エリンギ、人参、いか、牡蠣、貝柱、かに、スッポン、ぶり、豚肉、鴨肉、白きくらげ、鶏卵、チーズ、ヨーグルト、クコの実など

控えたい食材

香辛料、薬味野菜などの「辛味」（23頁参照）や「温熱性」の食材（21頁参照）

②水滞《すいたい》タイプ（津液の巡りが悪い）

水滞タイプは、体に余分な水分「湿」が溜まった状態です。むくみやすく、吹き出ものができたり、軟便、下痢になりやすくなります。

症状 むくみ、体が重だるい・倦怠感、喉が渇きにくい、軟便・下痢しやすい、めまい・吐き気、アレルギー性鼻炎、喘息、じんましん、胃がムカムカする

舌のチェック 苔がねっとり、べったりとついている。熱タイプは苔が黄色、寒タイプは苔が白く厚い

ポイント 運動や半身浴などで、発汗を高めて水分代謝をよくする。暴飲暴食や多量のアルコールは、余分な水分を増やすことになるので控える。冷たいものや水分のとりすぎも「湿」を溜めることになり、注意が必要。気を補う食材（40頁参照）、辛味の食材（23頁参照）を取り入れるようにする。「湿」があると「気血」の働きが悪くなる。さらに「湿」が凝縮してできる「痰」は、中医学では原因不明の病気や治りにくい病気に関連していることが多いとされていて、体からいかに余分な水分を出すのかが重要なポイントになる

RECOMMEND

食材

体の余分な水分を取り除く食材（利水《りすい》・祛湿《きょしつ》）

小豆、黒豆、緑豆、とうもろこし（特にひげ）、冬瓜、なす、もやし、レタス、すいか、きゅうり、あさり、鴨肉、昆布、海草類、ウーロン茶、プーアル茶、紅茶、コーヒー、緑茶など

水分代謝が悪く、咳や痰、めまいなどがあるときに痰を取り除く食材（化痰《かたん》）

豆乳、アーモンド、えのき茸、大根、玉ねぎ、にんにく、梅、梨、レモン、あさり、昆布、ししゃも、のり、もずく、わかめ、ウーロン茶、プーアル茶

控えたい食材

油っぽいもの、甘いもの、アルコール

体の気になる項目を見つける

五臓六腑は関連して働いている

五臓六腑は内臓の総称で働きを含むもの

五臓は「気」「血」「津液」をつくり、貯える働きを、六腑は消化吸収と運搬の働きをする

五臓六腑 effect

1

「五臓」袋状の器官

↓

「気」「血」「津液」「精」を貯蔵する働き

2

「六腑」管状の器官

↓

食べものや水分などを通過させる働き

五臓は袋状の器官で、「気」「血」「津液」「精」を貯蔵する働きを担っています。貯めておくことが必要なので、病気の多くは不足によって起こります。

六腑は管状の器官で、主に食べものや水分を通過させる働きを担っています。病気の多くはうまく次の器官へ運搬できないことで起こります。

五臓六腑と「気」「血」「津液」の関係

五臓六腑とは中医学でいう内臓のことをさします。中医学でいう臓腑（五臓六腑）とは、西洋医学ととらえ方が異なり、臓器（西洋医学でいう肝臓、心臓など）だけでなく、臓器とその働きも含み、より広い意味あいとなります。五臓とは「肝《かん》」「心《しん》」「脾《ひ》」「肺《はい》」「腎《じん》」のことをいいます。五臓はお互いを助けあったり、抑制したりして体の調整をしています。また、「胆《たん》」「小腸《しょうちょう》」「胃《い》」「大腸《だいちょう》」「膀胱《ぼうこう》」「三焦《さんしょう》」を六腑といいます。三焦とは、「気」「津液」の通り道とされているところです。五臓と六腑は裏と表の関係があり、密接に関連して働いています（19頁参照）。

五臓は主に「気」「血」「津液」をつくり、貯える働きを、六腑は主に消化吸収と運搬の働きをしています。五臓六腑が働くことで「気血津液」をつくり、うまく巡らすことができます。逆に、気血津液があってきちんと巡っていることで、五臓六腑が正常に働きます。

では、左頁の「五臓チェック表」で不調が起こっている「臓」をチェックしてみましょう。点数の高い「臓」ほど不調が起きていることになります。点数の高いものが複数ある場合は、自分の1番気になる症状があるところから優先して、改善していきましょう。

どの「臓」も点数が低い人は、五臓のバランスが取れているので健康といえます。

56頁からお話しする五臓の働きを見て、あわせて生活習慣の見直しをすることで五臓の負担を軽減すると、改善がみられます。

五臓チェック表

五臓	項目	✓
肝	❶ イライラしやすい	
	❷ こむら返りなど筋の引きつりがある	
	❸ 目が疲れやすい	
	❹ 爪が割れやすい	
	❺ 肩こりや頭痛がある	
	❻ 生理不順	
	❼ 脇腹、胸のあたりが張って苦しい	
	合計　　個	
心	❶ 眠れない	
	❷ 息切れする	
	❸ 物忘れが多い	
	❹ 動悸がする	
	❺ 夢をよく見る	
	❻ 味がよくわからないなど味覚の異常がある	
	❼ 不正脈がある	
	合計　　個	
脾	❶ 食欲がない	
	❷ 疲れやすい	
	❸ 食後に眠くなる	
	❹ 軟便や下痢になりやすい	
	❺ アザができやすい	
	❻ お腹がもたれやすい	
	❼ 胃下垂、子宮下垂、脱腸、脱肛などがある	
	合計　　個	
肺	❶ 咳や痰が出やすい	
	❷ 肌にトラブルが出やすい、肌が弱い	
	❸ かぜをひきやすい	
	❹ 喉が腫れやすい	
	❺ 花粉症や鼻炎などアレルギーがある	
	❻ 呼吸しづらい、息苦しいことがある	
	❼ 声が小さい、声にハリがない	
	合計　　個	
腎	❶ 足がむくみやすい	
	❷ 足腰がだるい	
	❸ トイレが近い	
	❹ 聴力の低下や耳鳴りが起きやすい	
	❺ 抜け毛、白髪が多い	
	❻ 精力減退、インポテンツ、不妊などがある	
	❼ 骨密度の低下、骨が折れやすい	
	合計　　個	

「肝《かん》」「胆《たん》」の働きと起こりやすい不調

五臓の働きを知ろう

ストレスを受けやすい肝
血を貯えて「気」の巡りを助ける働きをする

「肝」は西洋医学でいう肝臓だけでなく、自律神経系や新陳代謝の働きも担っています。全身の「気」（生命エネルギーの源）と「血」を巡らせたり、「血」を貯蔵したり、消化を助ける働きをします。そして精神を安定させます。逆にストレスを溜

肝の働き effect

1 「気」を巡らせる

「気」を動かしたり、食べ物の消化吸収や水分代謝を助ける。精神をゆったりさせる働きもある。

うまく働かないと イライラ、うつっぽい症状、胸や脇が張って痛い、めまいといった症状が出る

2 「血」を貯蔵する

「血」を貯蔵し、体に流れる血流量を調整する。

うまく働かないと 手足がしびれる・つる、筋肉が引きつる、こむら返り、生理不順といった症状が出る

3 目に影響する

うまく働かないと 目が疲れやすい、涙目、目が赤い、視力低下、めまいといった症状が出る

めると「肝」の機能が低下してしまいます。

1 胆汁を貯蔵して分泌する

うまく働かないと 口が苦い、食欲低下、脇下が張って痛む、黄疸といった症状が出る

「胆」は胆汁の貯蔵や排泄を行っています。「胆」は決断を担っているので、弱ると決断力が落ちてしまいます。

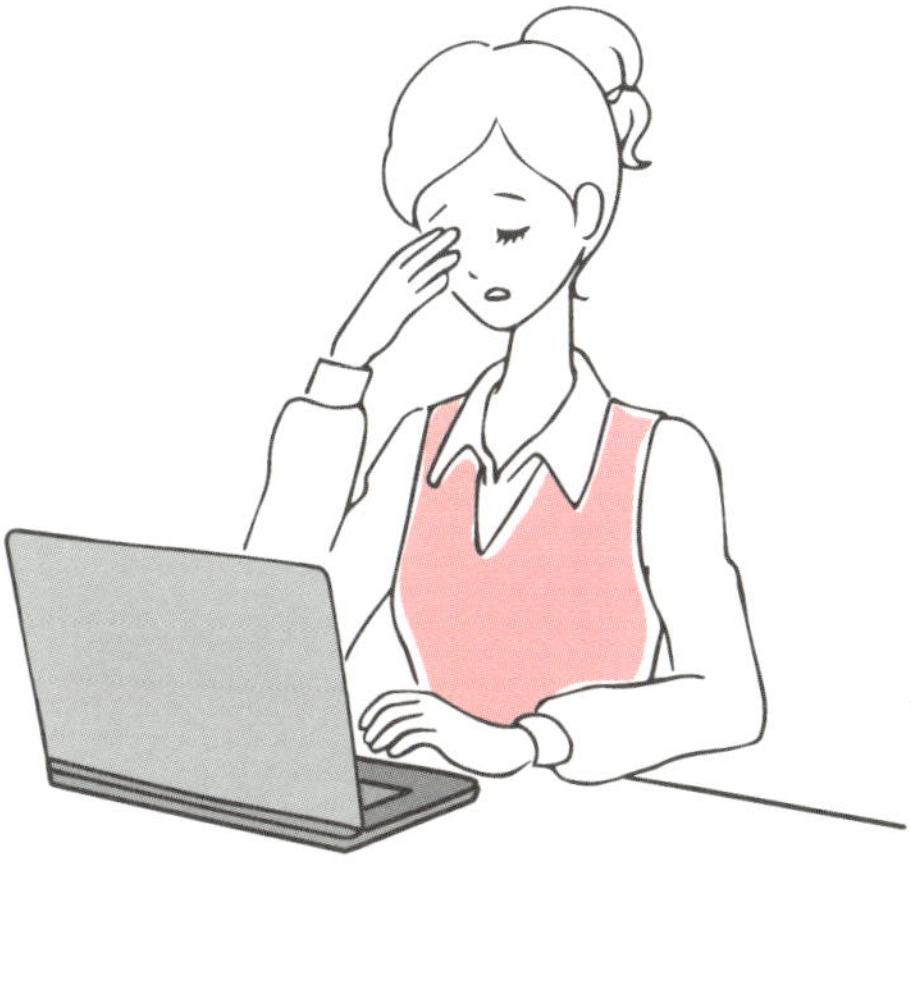

肝・胆で起こりやすい不調

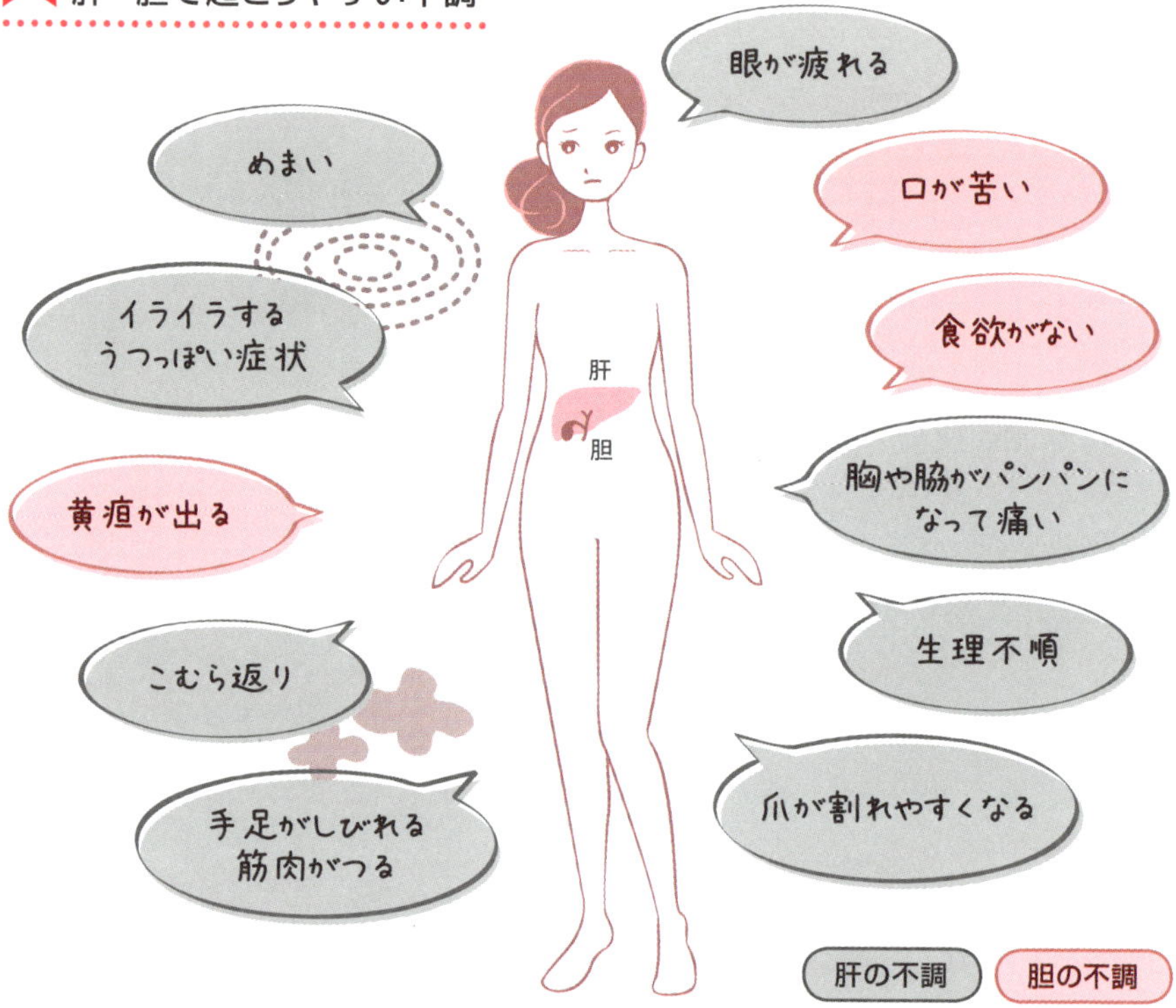

A子さんのある日

11時	12時	15時	17時	深夜
上司に言われたひと言にカチンときて、その後イライラが続く	ランチで同僚と話しているとき、ふと今月生理がきていないことに気づく	パソコン仕事が続いていて目が疲れてくる	退社時にエレベーターを待っていたら、フラッとめまいがする	寝ているときにこむら返りになり、目が覚める

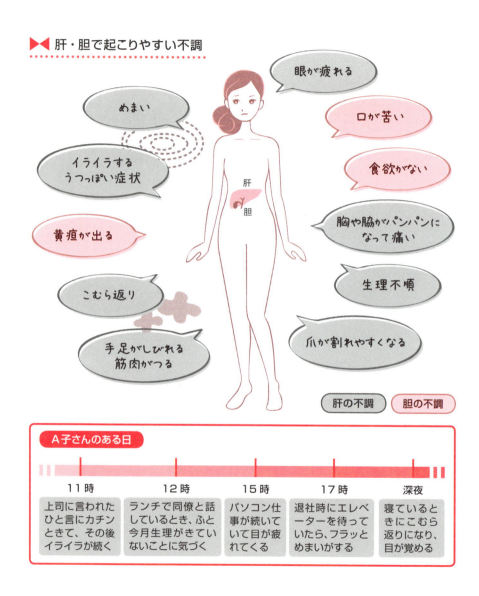

「肝」の不調で出る症状

イライラ、こむら返り、筋の引きつり、目の疲れ、爪が割れる、肩こり・頭痛、生理不順、脇腹・胸のあたりが張って苦しい、顔や爪の色が悪い、手足のしびれ、めまい、足がつる、視力減退、不眠

「肝」を不調にしないワンポイント

春の時期に負担がかかりやすいので、目を休めることで、「肝」をいたわるようにしましょう。

RECOMMEND

食材

肝の働きを助ける食材（養肝《ようかん》、補肝《ほかん》）

うなぎ、ししゃも、レバー、干ししいたけ、カシス、すもも、プルーン、黒ごま、ロイヤルゼリー

イライラ、頭痛、目の充血、のぼせ、不眠など肝の働きが亢進しているときにおすすめの食材（平肝《へいかん》）

菊花、アロエ、クレソン、セロリ、トマト、ピーマン、マッシュルーム、あなご、くらげ、にじます

＋α 「酸味」のある食材（23頁参照）、「甘味」のある食材（23頁参照）、「気」の巡りをよくする食材（41頁参照）、「血」を補う食材（45頁参照）、「陰液」を補う食材（51頁参照）をプラスするといい

変調

肝の変調が出るところ

目、筋（腱、靭帯など）、爪、怒（感情）、涙

「心《しん》」「小腸《しょうちょう》」の働きと起こりやすい不調

五臓の働きを知ろう

精神活動もつかさどる心

血を体全体に行き渡らせ、精神を安定させる働きをする

「心」は主に「血」の循環を行っています。「血」を全身に行き渡らせることで全身に栄養を巡らせます。

血の循環がうまくいっていると、顔色に赤みがありつやがありますが、循環が悪くなると、白っぽくつやがなくなります。

また、「心」が正常に働か

心の働き effect

1 「血」を運搬する

「心」が正常な心拍数で拍動すると「血」は血管を通って全身に流れ、体に栄養を与える

うまく働かないと　動悸がする、物忘れが多い、不眠、夢をよく見る、顔色が青白いといった症状が出る

2 精神や思考能力を担っている

中医学では、「心」は神（精神）の宿るところとされている。ゆえに精神活動や思考能力に関することは「心」が担当している

小腸の働き
effect

うまく働かないと

胸のあたりがすっきりしない、物を忘れやすくなる、しゃべりすぎる⇒錯乱する（機能亢進時）・精神不安定（機能低下時）といった症状が出る

3 「舌」に影響する

うまく働かないと

「舌」が赤い、口内炎ができやすい、味覚の異常、言葉がうまく話せないといった症状が出る

1 栄養分と不要なものに分別し、栄養分を「脾」へ送る

うまく働かないと

お腹が鳴る、張って痛い、嘔吐や下痢、尿が濁ったり、排尿時に刺すような痛みといった症状が出る

なくなると、精神が不安定になったり、記憶力や判断力にも影響してしまいます。よく夢を見たり、眠りが浅くなる、目が覚めるなどの睡眠への影響も出てきます。

「小腸」は胃から送られてきた飲食物をさらに消化して、必要な栄養分（清）を「脾」へ、いらないもの（濁）を「大腸」に送ります。不要な水分は膀胱へ送ります。必要なものと不要なものがうまく分けられないとお腹が張ったり、下痢などが起こります。

心・小腸で起こりやすい不調

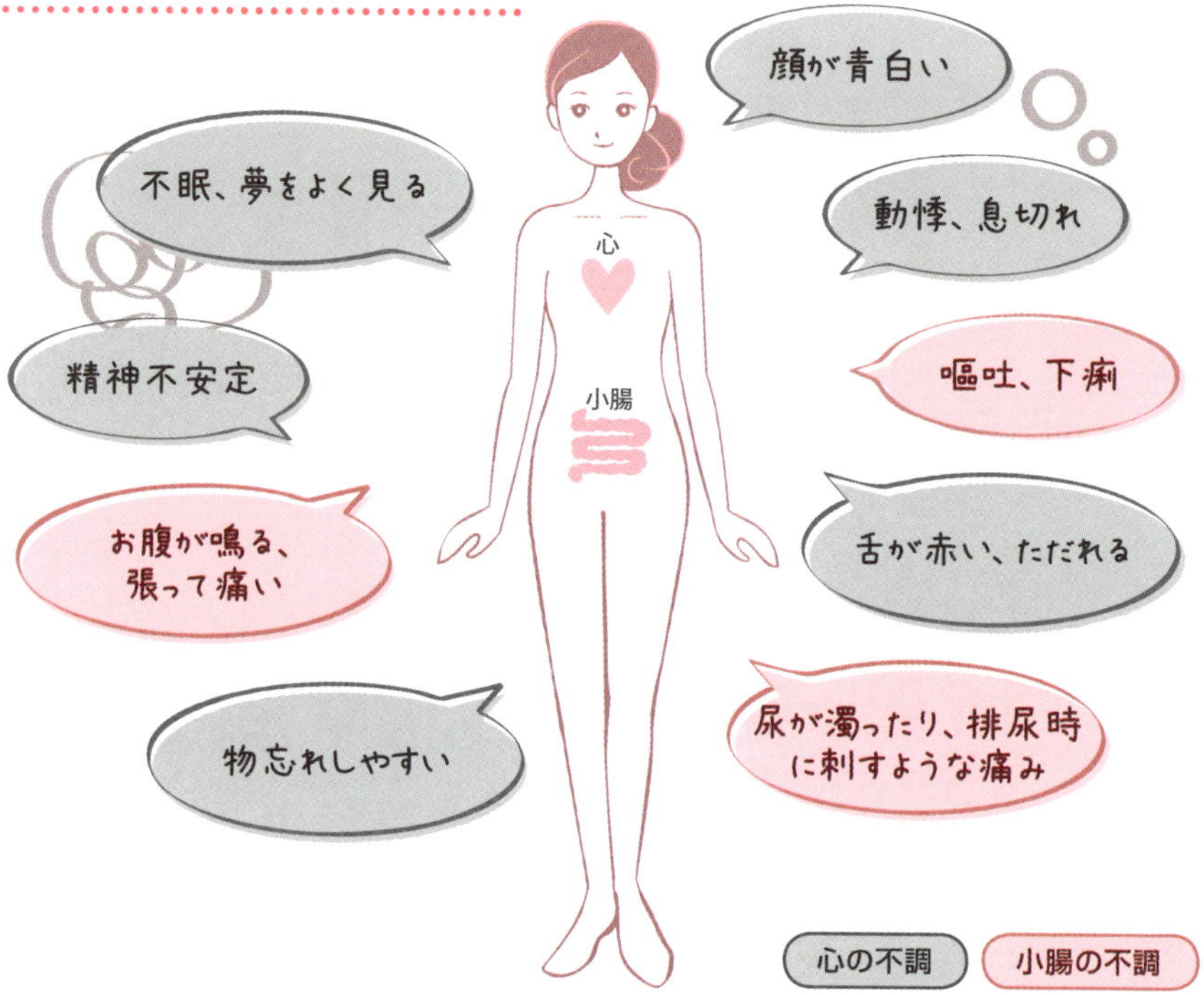

B子さんのある日

7時	11時	15時	18時	深夜
化粧をするとき、顔色が青白く、赤みもツヤもない。化粧をしてもパッとしない	買い物に出かけて階段を使うと息切れする	いろいろなことを考えていたら、不安になってくる	夕食時パートナーに「昨日話したことをまた話してる」と言われる。そういえば最近記憶力が低下したことを感じる	寝ているときによく夢を見て、翌朝疲れが取れていない

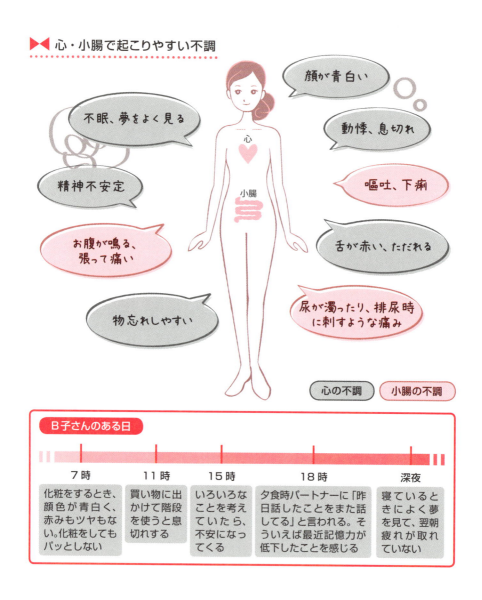

心の不調で出る症状

不眠、息切れ、物忘れ、動悸、夢をよく見る、味覚異常、不整脈、胸が苦しい、精神不安、生理がこない、顔色が青白い

心を不調にしないポイント

夏の時期に負担がかかりやすいので、睡眠をしっかりとるようにしましょう。

精神が不安定、動悸、夢をたくさん見る、眠れないといった症状がある場合、精神を安定させる食材（安神）である玄米、小麦、大棗《たいそう》（ナツメ）、蓮の実、チンゲン菜、百合根、あさり、いわし、牡蠣、ウーロン茶、紅茶、コーヒー、ジャスミン、緑茶などがおすすめです。

RECOMMEND

食材

心の働きを助ける食材（養心《ようしん》）

蓮の実、豚の心臓、鶏卵、ウーロン茶、紅茶、コーヒー、カカオ

＋α 「酸味」のある食材（23 頁参照）、「苦味」のある食材（23 頁参照）、「血」を補う食材（45 頁参照）、精神を安定させる食材（上記参照）

変調

心の変調が出るところ

舌、血脈（血管）、面色《めんしょく》（顔色）、喜（感情）、汗

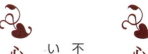

「脾《ひ》」「胃《い》」の働きと起こりやすい不調

五臓の働きを知ろう

生命の源の精を補充する「脾」
飲食物から水穀精微をつくり、「気血津液」の運搬をする

「脾」は、「胃」と「小腸」で消化されてできた栄養分を「気血津液」に変化させ、全身に送る働きがあります。「脾」の機能が低下すると、全身の「気血」が不足して食欲不振や疲れにつながります。「脾」でつくられた水穀精微（栄養分）を、生命の源の精（後天の精）として「腎」に補充します。

また、「脾」は水分を運ぶ役割も

脾の働き
effect

1
栄養分と水分を運ぶ

↓

飲食物を栄養分に変化させ、栄養分と水分を体の上方へと運ぶ

うまく働かないと

食欲の低下や消化不良、疲れやすい、だるさが残る、食後に眠くなりやすい、むくみやすい、軟便、下痢になりやすい、肌のたるみ、内臓下垂といった症状が出る

胃の働き
effect

2
「血」を血管から漏れないようにする

血管から「血」が漏れないようにコントロールする

うまく働かないと
血便、血尿が出る、月経過多など出血量が多いといった症状が出る

3
口に影響する

うまく働かないと
味覚の異常、口内炎ができやすい

1
食べ物を消化して「小腸」へ送る

うまく働かないと
胃のあたりが痛い、ゲップ、消化不良といった症状が出る

あるので、不調時にはむくみや痰といった症状が出ることがあります。
日本は湿度が高いので、消化器官の不調が出やすくなります。それは、「脾」が「湿」を嫌うからです。「脾」「胃」の不調が出やすい人は油っこいもの、甘いものなどは控えて、よくかんで食べましょう。

「胃」は飲食物を受け入れ、消化して、消化したものを「小腸」へ送ります。食べすぎなどで胃に熱をもつと、強い空腹感、口臭などの症状が出ます。また、冷たいものを食べたりして胃が冷えると、胃痛や消化不良などが起こります。胃の「気」が逆上するとゲップやしゃっくりなどが起こります。

脾・胃で起こりやすい不調

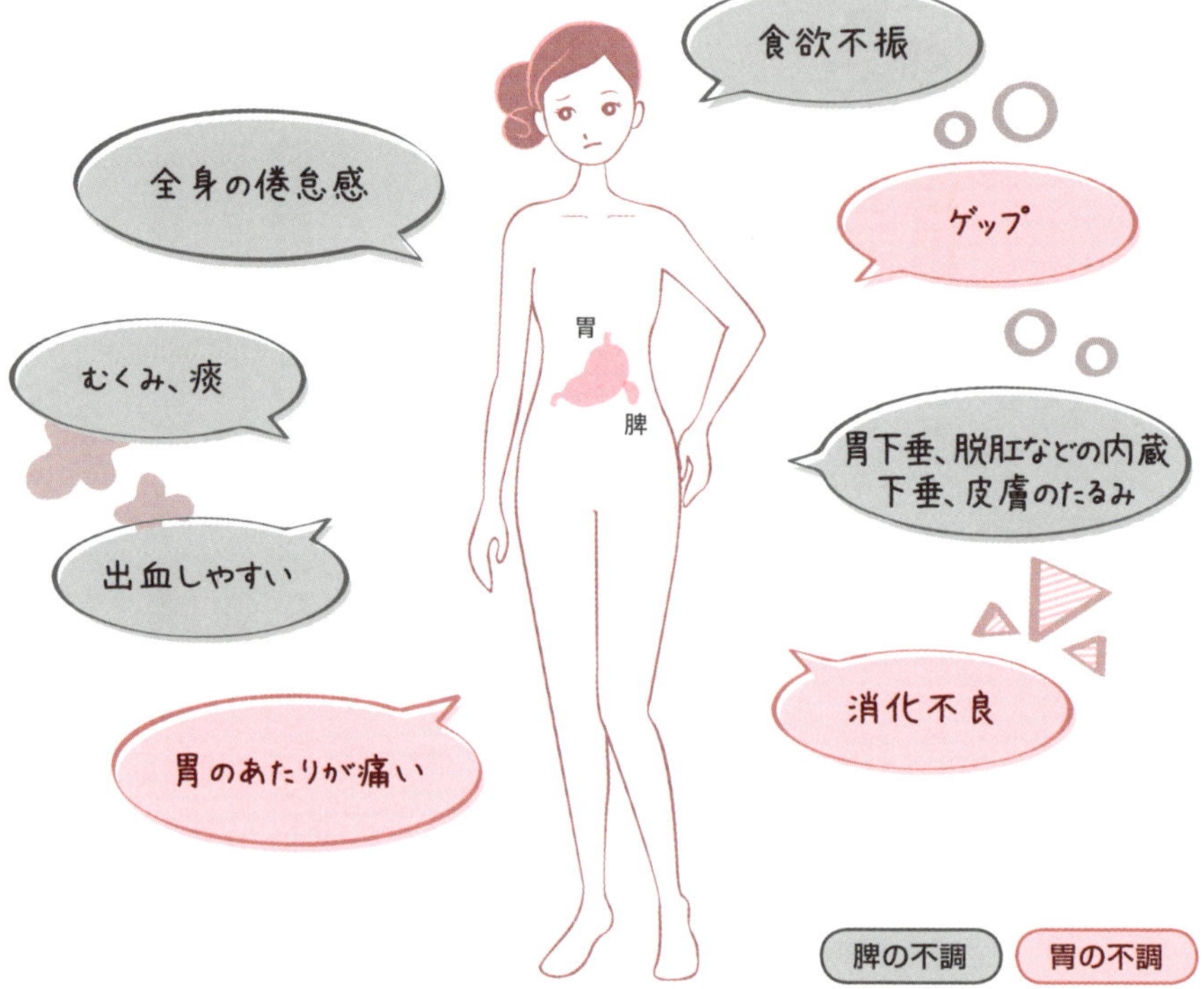

C子さんのある日

7時	12時	15時	18時	入浴後
あまり食欲がないが、とりあえず朝食をとる	ランチのあと、すぐ眠くなる	ふと足を見ると、知らないうちに青あざができていたことに気づく	ランチで食べすぎて軟便になる	足のむくみが気になり、マッサージをする

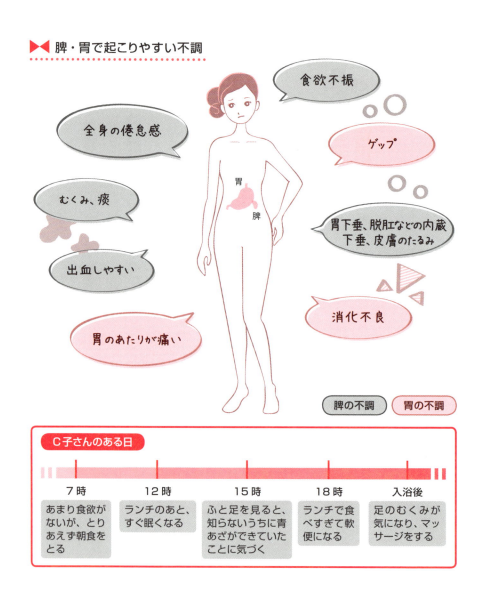

「脾」の不調で出る症状

食欲不振、疲れやすい、食後に眠くなる、軟便・下痢、アザができやすい、お腹がもたれやすい、内臓下垂、出血しやすい、むくみ・痰、味覚異常

「脾」を不調にしないポイント

梅雨やジメジメした「湿」の多い時期に負担がかかりやすいため、食事はよくかんで食べるようにしましょう。

水分代謝が悪く、むくみがある人は、余分な水分を取り除く（52頁参照）ことで「脾」の働きを助けることになります。あわせて対策をしましょう。

RECOMMEND

食材

脾の働きを助ける食材（健脾《けんぴ》）

うるち米、玄米、もち米、さつまいも、じゃがいも、山芋、黒豆、大豆、枝豆、おくら、カリフラワー、小松菜、人参、ブロッコリー、アボカド、大棗《たいそう》（ナツメ）、ライチ、りんご、栗、いわし、すずき、たい、ぶり、鴨肉、牛肉

＋α 「甘味」のある食材（23頁参照）、「気」を補う食材、「陽」を補う食材（40頁参照）、体の余分な水分を取り除く食材（52頁参照）

変調

脾の変調が出るところ

口、肌肉《きにく》（筋肉）、唇、思（感情）、涎《えん》（よだれ）

COLUMN

脾 健康に大切な消化器官

「脾」は、「**水穀精微《すいこくせいび》（栄養分）から気血津液をつくる大元の場所**」です。もともと胃腸が弱い人、年齢を重ねてきたり、暴飲暴食をすることで弱くなっている人もいます。

どれだけ食事をしても「脾」が正常に働いていないと、「気血津液」（体を構成する基本物質）をつくり出すことができず、疲れやすく、活動を持続する力がなく、やせてしまいます。特に子どものころから痩せているタイプの人、胃下垂の人、ぽちゃっとしていて筋肉のないタイプの人は、「脾」を強くして健康になりましょう。

COLUMN

水穀精微 体を構成する基本物質のもととなる

「**水穀＝飲食物**」「**精微＝栄養成分**」のことをさします。**飲食物から体内に入り、消化されて吸収される栄養分を水穀精微**といいます。

体を構成する基本物質「気・血・津液」をつくるもととなるものなので、栄養学でも新鮮なものほど栄養価が高いと考えるのと同様、**薬膳でも食材の鮮度が高いものほどその食材の持つ「気」が多くあり、日が経つにつれて「気」が消耗されます**。できるだけ新鮮なものを購入して早く使うようにしましょう。

五臓の働きを知ろう

「肺《はい》」「大腸《だいちょう》」の働きと起こりやすい不調

体温調整や免疫機能も担う肺
呼吸や栄養と「気」を運搬する働きをする

「肺」は呼吸の働きのほかに、規則的な呼吸によって「心」の「血」を循環させる働きを助けたり、「津液」の運搬や排泄もコントロールしています。毛穴を開閉することで体温調整を行ったり、体の防衛の役割もしています。

呼吸は「肺」から「腎」へ自然界のきれいな空気が送られることで、深くしっかりとした呼吸ができます。「肺」は乾燥を嫌うので、乾燥すると皮膚の乾燥や空咳《からせき》といった症状が起こります。

肺の働き
effect

1
呼吸を行う、ガス交換して循環させる

呼吸で全身の「気」の流れをコントロールする。「肺」で「血」の酸素と二酸化炭素のガス交換を行い、規則的な呼吸によって「血」の運行を調整する

うまく働かないと
かぜにかかりやすい、呼吸の異常、「気血」の運行リズムが乱れるといった症状が出る

大腸の働き
effect

2 「肺」から体の上・外へ（皮膚まで）、内・下へ（「腎」や膀胱まで）送る

↓

呼吸により水穀精微《すいこくせいび》と「気」を全身に行き渡らせ、汗や邪気（体に悪い影響を与えるもととなるもの）を発散させる。また、水穀精微や「津液」を下へ運び、自然界のきれいな空気を「腎」へ、不要な水分を膀胱へ送る

うまく働かないと 咳が出やすい、鼻水・鼻づまりがある、汗が出ない、胸の不快感、くしゃみ、息が吐きにくい、呼吸が速くなったり、浅くなったりする、痰といった症状が出る

3 水分代謝をする

↓

呼吸をすることで水分代謝の調節をして、「腎」へ届ける

うまく働かないと むくみやすい、尿量が減る、痰といった症状が出る

4 鼻に影響する

うまく働かないと 鼻炎、のどの炎症といった症状が出る

1 「大腸」で水分の再吸収と排泄をする

うまく働かないと 下痢、便秘といった症状が出る

「大腸」は、「小腸」から送られてきた栄養素からさらに必要な水分を吸収し、残りのカスを大便として肛門から排泄させます。

肺・大腸で起こりやすい不調

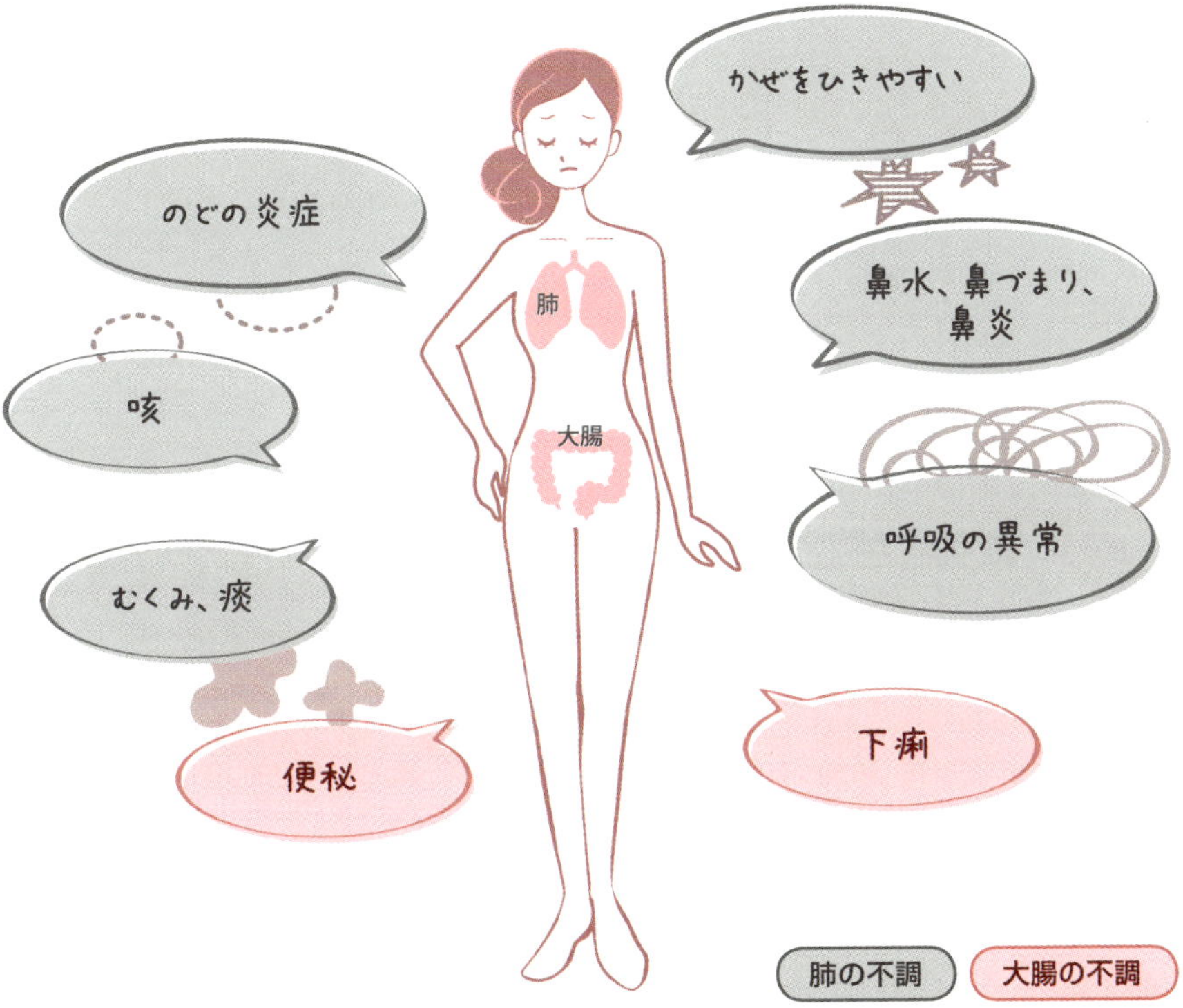

D子さんのある日

5時	7時	14時	19時	21時
明け方、咳で目が覚める	朝、鏡を見て肌の乾燥が気になる	ヨガをしたら、呼吸が浅くなっていたことに気づく	夕方、外出から戻ったら喉が痛くなってきた	便が数日出ていないことに気づく

「肺」の不調で出る症状

咳・痰が出やすい、肌が弱い・トラブルが出やすい、かぜをひきやすい、喉が腫れやすい、花粉症・鼻炎などアレルギーがある、呼吸しづらい、声が小さい

「肺」を不調にしないポイント

秋の時期に負担がかかりやすいので、胸を広げて深呼吸するなどして気をつけましょう。深呼吸のコツは先に吐くことです！

RECOMMEND

食材

肺の働きを助ける食材（補肺《ほはい》、潤肺《じゅんぱい》）

きび、山芋、かぼちゃ、白きくらげ、春菊、百合根、いちじく、柿、梨、みかん、アーモンド、銀杏、松の実、落花生、チーズ

＋α 「辛味」のある食材（23頁参照）、陰液を補う食材（51頁参照）、咳があるときは「酸味」のある食材（23頁参照）、咳を止める食材（140頁参照）

変調

肺の変調が出るところ

鼻、皮膚、皮毛《ひもう》（皮膚、汗腺、産毛《うぶげ》）、憂・悲（感情）、涕《てい》（はなみず）

COLUMN

● 浅い呼吸はかぜに大敵！

呼吸は、「肺」が自然界のきれいな空気を体全体に送り、最終的に「腎」へ送られます。**深い呼吸をすることで、「肺」から「腎」へ「気（生命エネルギーの源）」を送っています**。「気」には防衛・防御作用があり、深い呼吸をすることで「気」を全身に行き渡らせて、体全体に防衛・防御作用を発揮させることができます。疲れてくると浅い呼吸になってしまうので、少なくとも1日1回は深呼吸をして、深い呼吸を意識してみましょう。

COLUMN

季節の養生

中医学では、自然界にあわせて体が変化するので、季節ごとの養生をします。季節によって関係がある臓が決まっているので、五臓のポイントのところも参考にしてくださいね。

春 「肝」の働きを整えます。「気」の巡りをよくする食材（気滞：41頁参照）、イライラ、頭痛、のぼせなどがある場合は「肝」の「気」を落ち着かせる食材（肝：59頁参照）や体を潤す食材（陰虚：51頁）を取り入れます。解毒作用のある山菜などもおすすめです。

夏 「心」の働きを整えます。暑さで体がほてり、汗をかくため、体の余分な熱を取り除き（熱：82頁参照）、「津液」を生む食材（陰虚：51頁参照）を取り入れます。汗を出すときに「気」も一緒に出て行ってしまうため、「気」を補う食材（気虚：40頁参照）も一緒に取り入れるといいです。夏は湿度が高いため、長夏（下記参照）と同じく余分な水分を取り除き、「気」の巡りがよくなるものも取り入れましょう。

長夏《ちょうか》 「脾」の働きを整えます。湿度が高く、じめじめした季節をさします。体の余分な水分を取り除き（水滞：52頁参照）、いらない水分によって「気」の働きがスムーズにいかなくなっているため、あわせて「気」巡りがよくなる食材（気滞：41頁参照）を食べましょう。

秋 肺の働きを整えます。乾燥する時期なので、肺を潤す食材（肺：72頁参照）、「津液」を生む食材や「陰液」を補う食材（陰虚：51頁参照）を取り入れます。大腸が乾燥して便が出にくくなる場合は腸を潤して便秘（173頁参照）を解消しましょう。

冬 「腎」の働きを整えます。寒さで体が冷えてしまうので、体を温める食材（寒タイプ：80頁参照）、温熱性の食材（21頁参照）を取り入れましょう。

五臓の働きを知ろう

「腎《じん》」「膀胱《ぼうこう》」の働きと起こりやすい不調

人間の生命の源「精」を貯える「腎」

成長・発育・生殖や水分代謝の働きをする

腎の働き effect

1 精を貯蔵する

生命の源となる精を貯蔵し、成長、発育、生殖、老化に深く関わっている

うまく働かないと

老化が進む、慢性的な疲労感、腰に症状が出やすい、先天性の発育不良、不妊などホルモンバランスの崩れといった症状が出る

2 清気を「肺」から「腎」へ取り込む

自然界のきれいな空気を「肺」から「腎」へ取り込む

「腎」は、「脾」でつくられた水穀精微から得た「精（生命の源）」と生まれたときに親から受け継いだ「精」を貯蔵しています。「精」は成長や発育、生殖の基礎となるものです。それゆえ、人の成長、発育、生殖に関することから、老い、死まで関与しています。また、

膀胱の働き
effect

3 水分代謝の中心的役割を担う

うまく働かないと 呼吸が浅くなる、疲れやすい、吐くことはできるが吸いにくくなるといった症状が出る

↓

水分代謝は「肺」「脾」「腎」で行われるが、その中心的役割を担っている

うまく働かないと むくみ、尿量の減少、尿量の増加といった症状が出る

4 耳に影響する

うまく働かないと 聴力の衰え、耳鳴り、難聴といった症状が出る

1 尿を貯蔵して排泄する

うまく働かないと 頻尿、尿が排泄しにくい、尿漏れ、排尿痛といった症状が出る

深い呼吸ができるのは、「肺」から届く自然界のきれいな空気を「腎」が受け入れるからです。水分代謝は、口から「胃」「脾」「肺」の順に運ばれ、「肺」が全身に行き渡らせ、汗や尿として排泄されますが、**「腎」が中心となって水分代謝の調節を行っています**。冷えに弱い臓なので、冷やさないようにしましょう。

「膀胱」は小腸から送られてきた不要な水分を貯めて、「腎」の働きで尿として排泄します。膀胱の働きが悪くなると頻尿や排尿痛、残尿感などが起こります。

腎・膀胱で起こりやすい不調

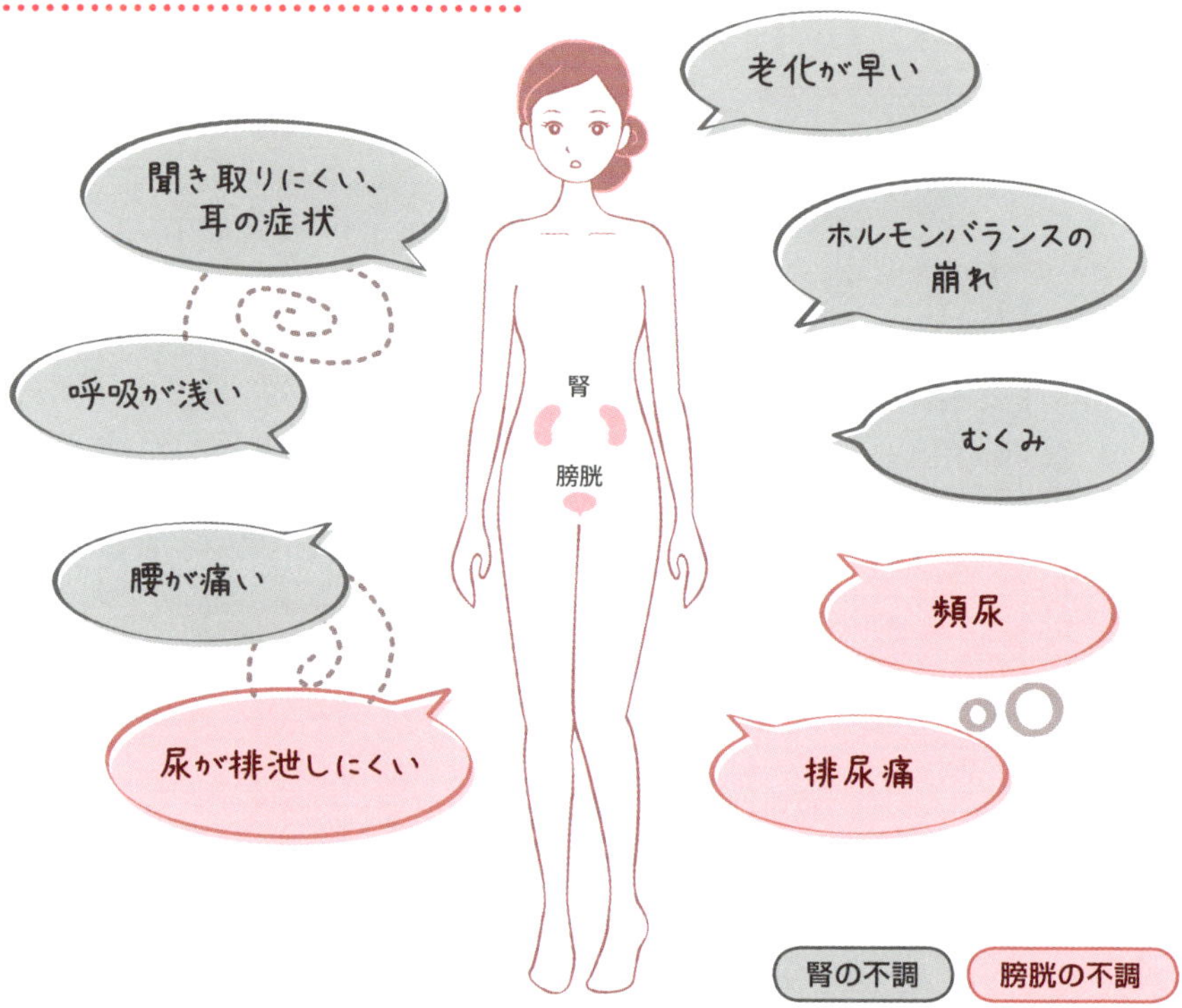

E子さんのある日

6時	11時	15時	17時	入浴後
鏡を見て白髪を見つける	携帯で電話をしていて、聞き取りにくいことがある	パソコンをしていて、腰が痛くなってきた	今日も仕事中にトイレの回数が多いことが気になった。手足の冷えも気になる	足のむくみが気になり、マッサージをする

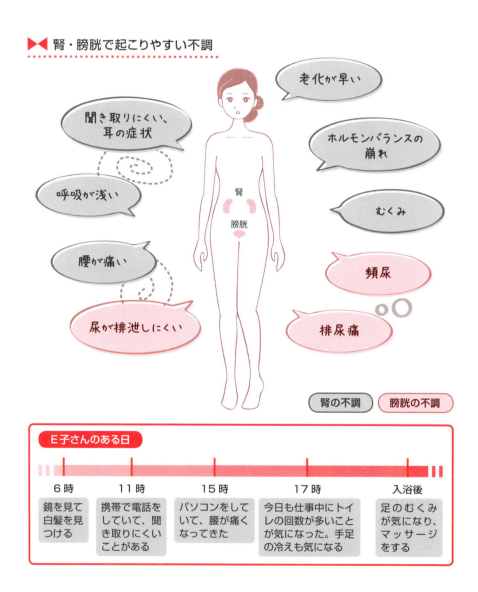

「腎」の不調で出る症状

足がむくみやすい、足腰がだるい、トイレが近い、耳のトラブル、抜け毛、白髪、精力減退・インポテンツ、不妊、骨がもろい、老化が人より早い、先天性発育不全、夜間頻尿

「腎」を不調にしないポイント

冬の時期に負担がかかりやすいため、下半身を温めるようにしましょう。

腰が痛い、白髪、耳の不調は早めから「腎」にいい食材を取り入れましょう。それでも症状が改善しない場合は、「脾」にもアプローチしましょう。

RECOMMEND

食材

腎の働きを助ける食材（補腎《ほじん》）

黒米、小麦、山芋、黒豆、枝豆、カリフラワー、モロヘイヤ、クコの実、桑の実（マルベリー）、さくらんぼ、ブルーベリー、ラズベリー、カシューナッツ、黒ごま、栗、くるみ 、うなぎ、えび、貝柱、ししゃも、すずき、スッポン、たい、豚肉

＋α 「鹹味《かんみ》」のある食材（23 頁参照）、「血」を補う食材（45 頁参照）、「陽」を補う食材（40 頁参照）、「陰液」を補う食材（51 頁参照）

変調

腎の変調が出るところ

耳、二陰（尿口･肛門）、骨、髪、恐・驚（感情）、唾（つば）

「寒《かん》タイプ」と「熱《ねつ》タイプ」を知ろう

体が冷えているのか
熱いのか知る

寒熱の状態は体の陰陽のバランスの状態を表す

体の「気」「血」「津液」の状態や邪気により寒熱が現れる

体の不調が「寒」からくるのか、「熱」からくるのかを見てみましょう。体の不調は、必ず陰陽のバランスの乱れを反映しています。

次頁の「寒熱チェック表」でチェックしてみましょう。

合計点数の高い人は、陰陽のバランスが崩れていることになります。

寒熱の不調

「❶寒タイプ」と「❷熱タイプ」がある

体のすべてが「寒」、すべてが「熱」ということは少なく、部分によって異なる症状があることが普通です。全体的に見て、「寒」「熱」どちらかを大まかに判断します。寒熱のチェックが少ない場合は、バランスが取れていることになります。

寒熱は原因によって対策がわかるので気をつけよう！

寒熱は体の「気（陽：熱）」「血、津液（陰：寒）」の不足や巡りの状態、邪気（85頁参照）の影響などで現れます。

寒タイプは、冷たいものや冷房、冬の寒さといった直接体が冷えた状態と体を温める「気」が少なくなっている陽虚（気虚：40頁参照）に分かれます。熱タイプは、体に熱がこもった暑がりタイプと、体の水分が足りず冷やせないことでほてってしまうほてりタイプ（陰虚：51頁参照）とに分かれます。対策として、寒タイプはどちらも体を温めるものを中心にとればいいのですが、熱タイプは、暑がりタイプは冷やすこと、ほてりタイプは陰液を補うことと、違う対策をするので間違えないことが大切です。

寒熱チェック表

要素	項目	✓
寒	❶ 手足の冷え	
	❷ 顔色が青白い	
	❸ 温かいものを飲みたがる	
	❹ 口が渇《かわ》かない	
	❺ 舌色は淡い白、苔白	
	❻ 軟便や下痢気味	
	❼ 尿量が多く、色が薄い	
	合計　　個	

要素	項目	✓
熱	❶ 手足のほてり、熱い	
	❷ 顔色が赤い	
	❸ 冷たいものを飲みたがる	
	❹ 口が渇《かわ》く	
	❺ 舌色は赤い、苔が黄色、もしくは苔が少ない	
	❻ 便秘気味	
	❼ 尿量が少なく、色が濃い	
	合計　　個	

❶寒《かん》（冷え・陽《よう》虚《きょ》）タイプ

寒いところで体を冷やしたり、体を温める機能が低下して体が冷えている状態です。陰陽のバランスでは陽より陰が多くなっています。基本は体を温める温熱性の食材を取り入れますが、直接体が冷えてしまった「冷えタイプ」の人は寒さを散らす食材を、気虚があり、体を温める力がなく冷えがある「陽虚タイプ」の人は、陽を補う食材をとりましょう。

症状

共通症状：手足の冷え、温かい飲みものを好む、下痢、尿量が多いなど

冷えタイプの症状：悪寒、頭痛、節々の痛み、腹痛、咳、鼻水など

陽虚タイプの症状：疲れやすい、軟便、昼間少し動いただけでかなりの汗が出るなど 基礎編 気虚タイプ（40頁参照）

舌のチェック 「舌」は白っぽく、苔は白くて湿った感じ

RECOMMEND

食材

体を温める食材（温熱性） 入門編 「温性・熱性」（21頁参照）

寒さを散らす食材（散寒《さんかん》） エシャロット、しそ、ねぎ、よもぎ、キンモクセイ（桂花）、酒、焼酎、花椒、胡椒、唐辛子、八角

陽を補う食材（温陽《おんよう》） 基礎編 「気虚タイプ」（40頁参照）

控えたい食材 刺身などの生もの、サラダやスムージーなどの体を冷やすもの、ビール、入門編 「寒性・涼性」（21頁参照）の食べもののとりすぎ

❷ 熱《ねつ》（暑がり・ほてり）タイプ

体に「熱」がこもっている状態です。また、陰陽のバランスでは陰より陽が多くなっています。「熱」タイプは次の2つに分けられます。

Ⓐ 暑がりで体に余分な「熱」があるタイプ
Ⓑ 体を冷やす「陰液」（血と津液）が不足してほてりが出て熱く感じるタイプ

35頁の「気血津液チェック表」で、「血虚」「陰虚」のチェックが多かった人はⒷのほてりタイプとなります。対策が違ってくるので、次頁以降の特徴を参考に、自分がどちらのタイプかを見極めてください。

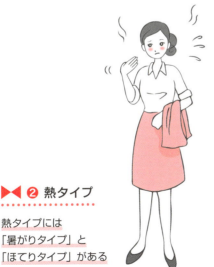

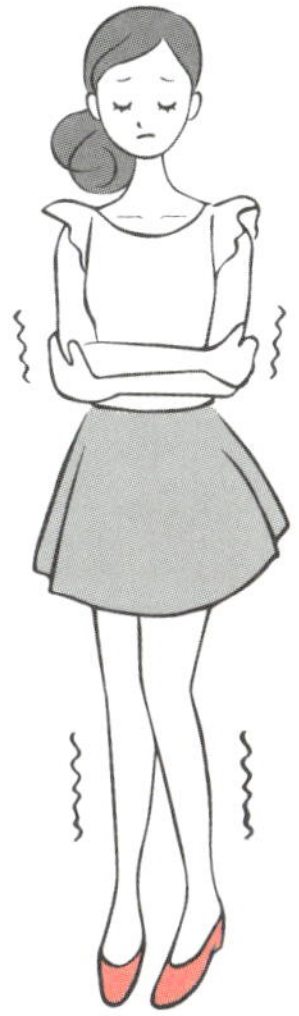

❶ 寒タイプ

寒タイプには
「冷えタイプ」と
「陽虚タイプ」がある

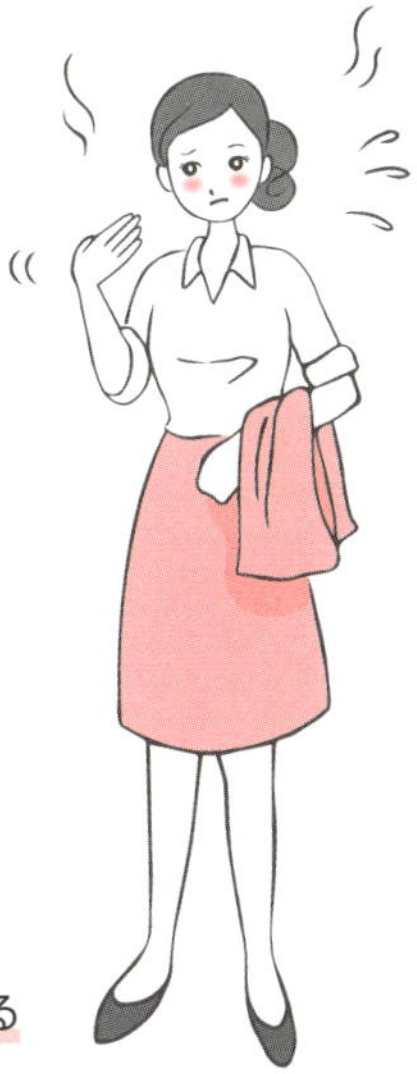

❷ 熱タイプ

熱タイプには
「暑がりタイプ」と
「ほてりタイプ」がある

❷熱タイプ Ⓐ暑がりタイプ

エネルギーが過剰な人、アルコールや香辛料などの辛いもの、油っぽいものを好んで食べる人は、体の熱が停滞してしまい、こもってしまいます。体力がある人が多く、急性の疾患（発熱など）もこのタイプになります。

症状 顔が赤い、目が赤い、冷たいものを飲みたがる、口やのどが渇く、便秘、皮膚の炎症、尿がオレンジ色に近く量が少ない

舌のチェック 「舌」が赤くて苔が黄色

Ⓐ暑がりタイプ

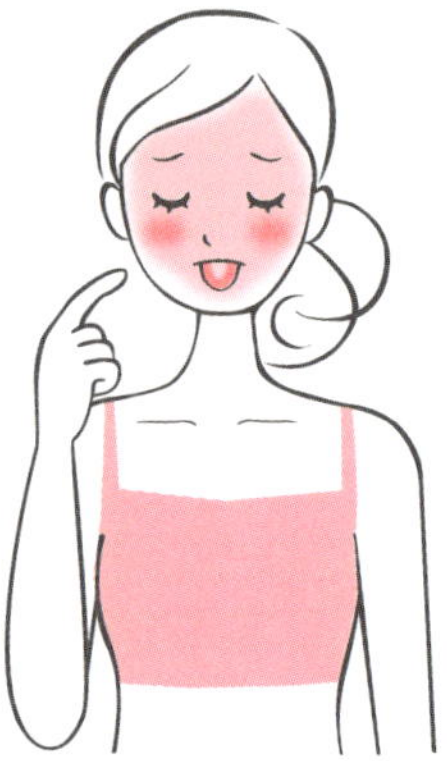

比較的体力が旺盛で、皮膚に炎症やにきびなどができやすい

RECOMMEND

食材

体を冷ます「寒涼性」の食材 入門編 「寒性・涼性」（21頁参照）

体の余分な熱を取り除く食材（清熱《せいねつ》） はと麦、小豆、豆腐、緑豆、アスパラガス、菊花、きゅうり、ごぼう、セロリ、たけのこ、チンゲン菜、冬瓜、もやし、レタス、柿、キウイフルーツ、すいか、バナナ、梨、メロン、あさり、かに、昆布、ひじき、もずく、緑茶、ローズヒップ

控えたい食材 揚げもの、油っぽいもの、甘いもの、香辛料、アルコール

❷ 熱タイプ Ⓑほてり（陰虚）タイプ

どちらかというと虚弱体質で、体を冷やす水分が足りないため、体に熱さを感じます。

症状 手足のほてり、のぼせ、体がじわーっと熱い、頬が赤い、冷たいものを飲みたがる、口やのどが渇く、寝汗、微熱（午後や夕方に多い）が出ることがある

舌のチェック 「舌」が赤くて苔がほとんどない（一部苔がない人も含む）、もしくは「舌」に亀裂が入っている

※ 陰虚タイプとなります。**基礎編** 陰虚タイプ（51頁参照）

Ⓑ ほてりタイプ

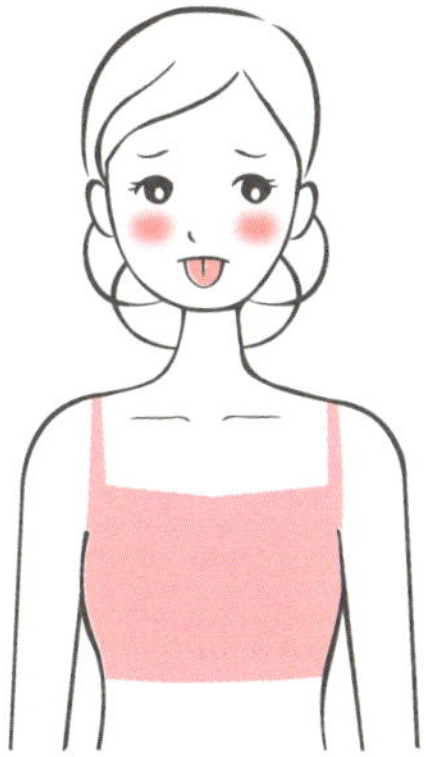

比較的やせ形が多く、皮膚が乾燥する

RECOMMEND

食材

体の陰液を補充する食材（滋陰《じいん》） **基礎編** 「陰虚タイプ」（51 頁参照）

控えたい食材 香辛料など「温熱性」（21 頁参照）の食べもののとりすぎ

COLUMN

アルコールの種類によって「寒熱」は変わる? 野菜の種類や食べ方で「寒熱」は変わる?

薬膳では、「陰陽のバランス」をみます。食材の「食性」には、**体を冷やす「寒涼性」と体を温める「温熱性」とがあります**が、自分のいつもの食事がどちらかに偏っていないかをチェックしてみましょう。

たとえばアルコールが好きな人で、いつもビールを飲む人とワインを飲む人とでは、体への影響が違ってきます。**ビールは「寒性」なので体が冷え、ワインは「温性」なので体が温まる**ということです。ビール以外のほとんどのアルコールは温熱性です。

また、生野菜で食べるようなレタス、きゅうり、トマトなどは涼性です。火を通すと冷やす作用が弱まりますが、**野菜をサラダとして食べることが多い人やスムージーやローフードなどは体を冷やす傾向に**あります。

あるとき、ワインを1日に2〜3本飲んでいるという人がいました。昔からアトピーがあり、大人になっても治らずにいるとのこと。体質をみると体に「熱」がこもり、顔も赤く、皮膚が乾燥している状態でした。アルコールを減らすこと、寒涼性の食材を増やすことを心がけてもらったところ、痒みが収まり、顔の赤みも少しよくなりました。

毎日無意識に自分の趣向にあった好きなものを食べているだけで、陰陽のバランスを崩していることもあるのです。

体質や体調、季節などを感じながら食材の「食性」で調節したり、冷えやすい人は**生で食べるよりは火を通して食べる**など、臨機応変に対応して陰陽のバランスが取れるようにしましょう。

なお、体が冷えているから温熱性の食材ばかり、体に熱がこもっているから寒涼性の食材ばかりと、偏りすぎるのはよくありません。**温熱性の食材に平性(体を熱くも冷たくもしない性質)の食材や少し寒涼性の食材をプラスしたり、寒涼性のものに平性や少し温熱性の食材をプラスするなどしてバランスを整える**ようにしましょう。

※どのお酒でも、長期間アルコールをとりすぎると**「熱」となります。**

COLUMN

邪気について

邪気とは体に悪い影響を与えるもととなるもので、6つあります。

風邪《ふうじゃ》 年中あるものの、特に春の時期に多い。「肝」に影響しやすい。症状が変化したり移動しやすく、上半身に症状が出やすい。頭痛、発熱、悪寒、のどの炎症、めまい、しびれなどが起こる。

暑邪《しょじゃ》 夏に多く、「心」に影響しやすい。暑さが影響して津液を消耗させる。高熱や多汗、顔が赤い、口渇、息切れなどが起こる。

湿邪《しつじゃ》 じめじめした梅雨時期から夏にかけて湿気の多い時期に多く、「脾」に影響しやすい。下半身に症状が出やすく、治りにくいのが特徴。むくみ、痰、重だるさ、倦怠感、関節の痛みなどが起こる。

燥邪《そうじゃ》 秋から冬にかけて多く、「肺」に影響しやすい。上半身に症状が出やすい。咳、目や皮膚の乾燥、口渇、咳などが起こる。

寒邪《かんじゃ》 特に冬に多く、「腎」に影響しやすい。下半身に症状が出やすい。体の温める能力を弱めて、「気」「血」の巡りを妨げ、痛みが出る。寒気、手足の冷え、お腹の冷えや痛み、下痢などが起こる。

火邪《かじゃ》（熱邪《ねつじゃ》） 火のように燃えあがり、熱を発した状態となる。顔や目が赤くなる、高熱、炎症、出血、便秘、精神的不安、不眠などが起こる。

邪気は、外部から体に影響する場合と体内で起こる場合があります。また、単独で病気の原因となるだけでなく、複数で同時に影響することもあります。

「行動《こうどう》」による消耗リスト

日々の行動から
消耗するものを知る

行動で負担がかかると症状が出る五臓

長時間の同じ行動は五臓に影響し、各五臓に関連のあるものを消耗して疲労を起こす

中医学では、行動によって消耗するものや負担のかかる五臓の関連性がわかります。日常から長時間行う行動がある場合は、極力時間を短くして、回復のために消耗したものを補っていきましょう。

行動の影響
effect

1 体の使いすぎ

↓

「気」を消耗して、息が切れたり、汗が出る、疲れて痩せてくるといった症状が出てくる

2 頭の使いすぎ

↓

「心」と「脾」に負担がかかり、動悸、物忘れが多くなる、不眠、夢をよく見る、食欲不振、お腹が張る、軟便といった症状が出てくる

3 運動不足

「気」と「血」の巡りが悪くなることで、消化器官の働きが弱まり、元気がなくなる、痩せる、動悸がする、太る、ゼイゼイする、生活習慣病といった症状が出てくる

次頁の表は、長時間同じ行動をすると消耗するものと影響する五臓を表しています。

たとえば仕事で長時間パソコンを使っている人は、「座る」「見る」をしていることになるので、「脾」「肝」「心」に負担がかかりやすく、「筋肉」や「血」を消耗します。まず対処方法としては「五臓チェック表」（55頁参照）で、「脾」「肝」「心」に負担がかかっていないか、また「気血津液チェック表」（35頁参照）で「血」が不足していないかをチェックしましょう。「筋肉」は、消化器官である「脾」が健康に働くことで十分に栄養をとることができるとされています。「肝」は「血」を貯蔵し、目に関連する臓です。また、「心」は「血」を全身に運ぶ働きを担っています。普段から消耗するものを補い、影響する五臓を助けてあげることで不調を防ぐことができます。体も頭もバランスよく疲れることで、熟睡できます。熟睡ができるということは体が回復しやすいということ。頭を常に使って疲れている人は、適度な運動をすることで熟睡できることがあります。運動して「気」「血」を巡らせて体調を整えましょう（気の巡っていない症状は気滞：41頁参照、血の巡っていない症状は血瘀：46頁参照）。

長時間同じ行動をすることで消耗するものと影響する五臓リスト

行動	負担がかかると消耗するもの	特に影響する五臓
歩く	腱や筋	肝
見る	血	心
座る	筋肉	脾
寝る	気	肺
立つ	骨	腎

COLUMN

● 痛みの原因は、“巡っていない”“不足する”こと

中医学では、痛みの原因は**「気」「血」「津液」が“巡っていないこと”、もしくは「気」「血」「津液」が“不足すること”で起こる**とされています。人間の体は、複雑でいろいろな不調が重なっているのでわかりにくくなりがちですが、簡単にいってしまえば、基本は「**巡っていない・不足すること**」です。痛みが出たときにはこのことを思い出して、上記の「長時間同じ行動をすることで消耗するものと影響する五臓リスト」で確認してください。痛いといってもいろいろな痛さがあります。その痛みの種類によって、中医学ではある程度原因を予測することができます。下記を参考に痛みの対策をしてみてください。

脹痛《ちょうつう》 パンパンに張って痛い、膨満感がある痛み（気滞：41頁参照）

重痛《じゅうつう》 重痛：湿が「気」「血」の運行の邪魔をして重だるさを伴う痛み（水滞：52頁参照）

刺痛《しつう》 針で刺されたような痛み（血瘀《けつお》：46頁参照）

隠痛《いんつう》 しくしくと痛む、がまんできるような鈍い痛み（気虚：40頁参照、血虚：45頁参照、陰虚：51頁参照）など不足時に起こる

遊走痛《ゆうそうつう》 痛いところや時間が定まらない痛み（気滞：41頁参照）

灼痛《しゃくつう》 灼熱感を伴った痛み（熱タイプ／暑がりタイプ：82頁参照、気滞：41頁参照）

冷痛《れいつう》 冷えを伴った痛み（寒タイプ：80頁参照）

臓腑の活動時刻表

臓腑と時間は密接な関係があり、臓腑が特に活発に働く時間帯があります。臓腑の活発に活動する時間は十二経脈《じゅうにけいみゃく》の巡る順番と同じ順番となっています。経脈とは、「気」「血」を体中に巡らす主要な経路です。十二経脈は五臓六腑と心包《しんぽう》（心を包む外膜）につながっており、経路図のように体をひと巡りして「気」「血」を巡らせています。91頁の表を参考に、自然界の法則と臓腑の活発に働く時間にあわせて毎日の生活リズムを整えてみましょう。また不調に関わる臓器のツボをその時間に押すことで、より効果を得やすくなります。

「気」「血」は十二経脈を巡る

経路図 表

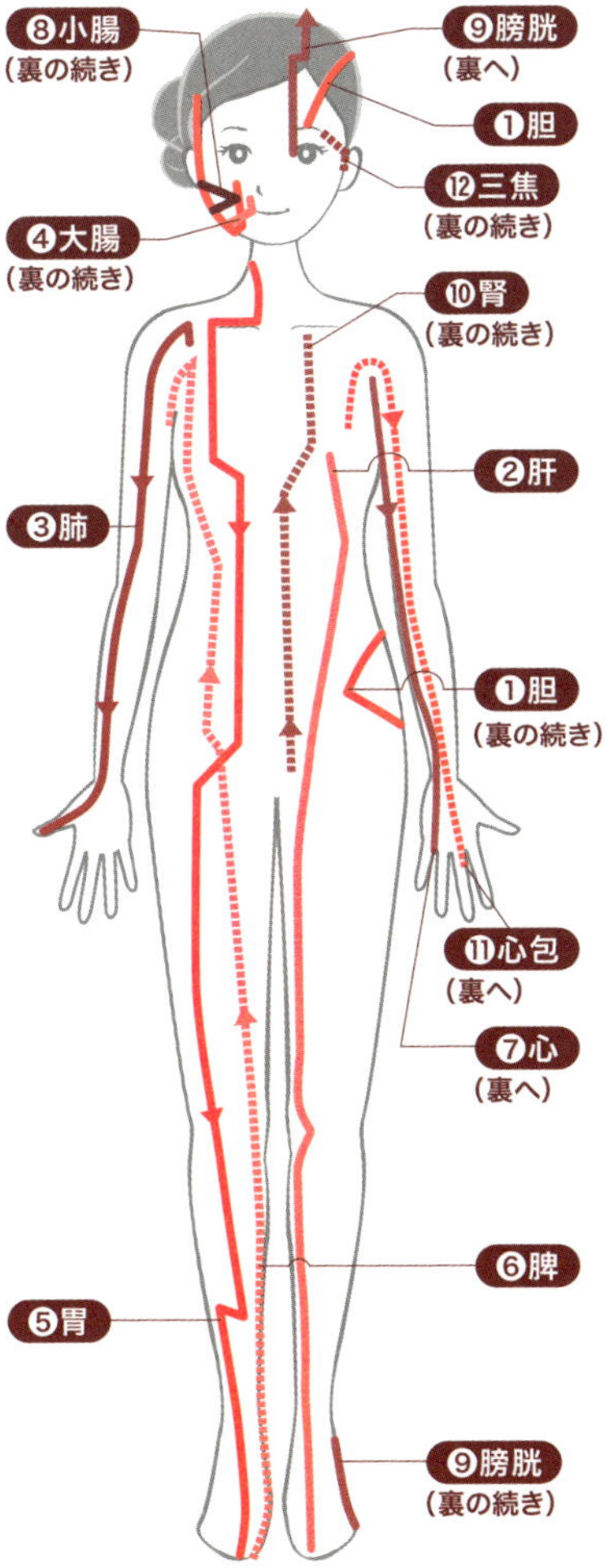

「気」「血」は十二経脈を巡る（続き）

経路図 横

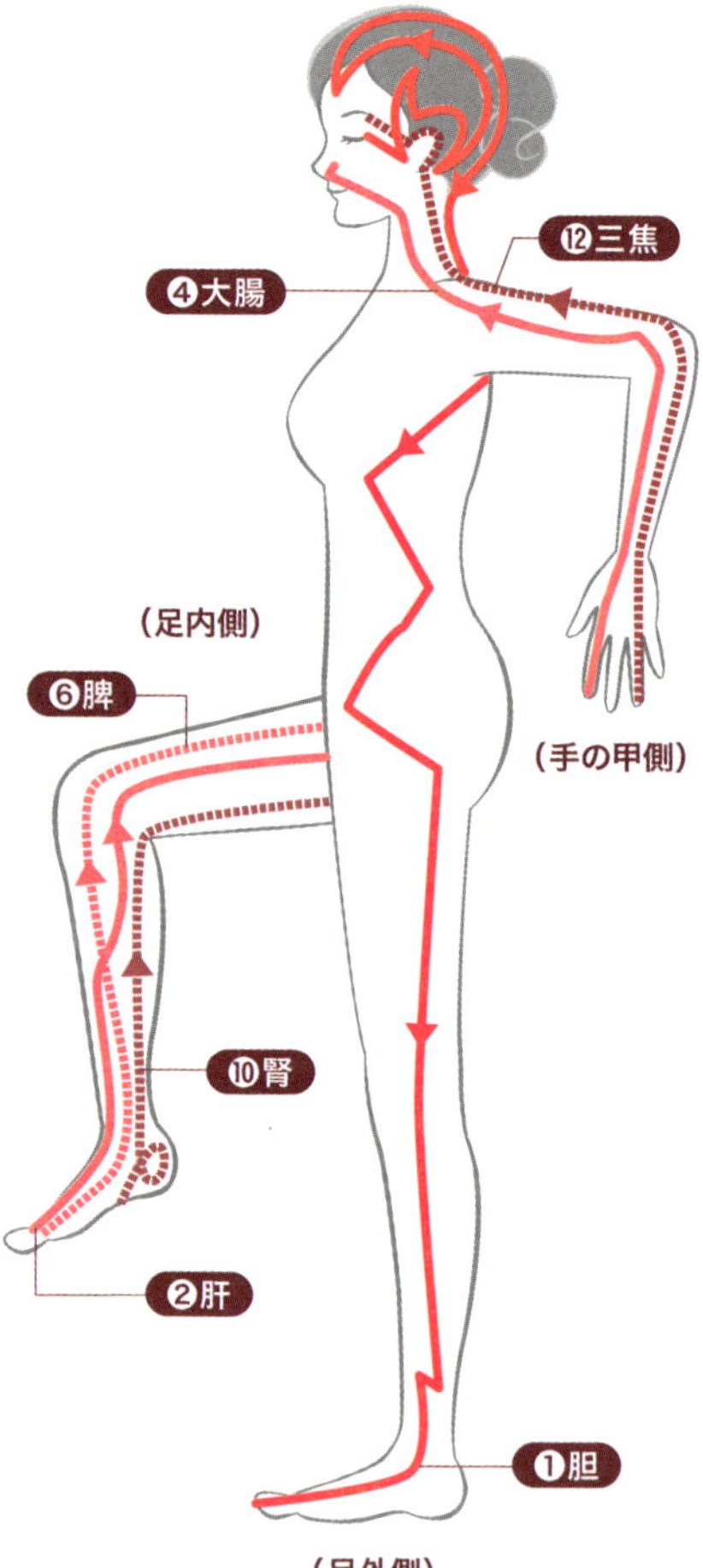

経路図 裏

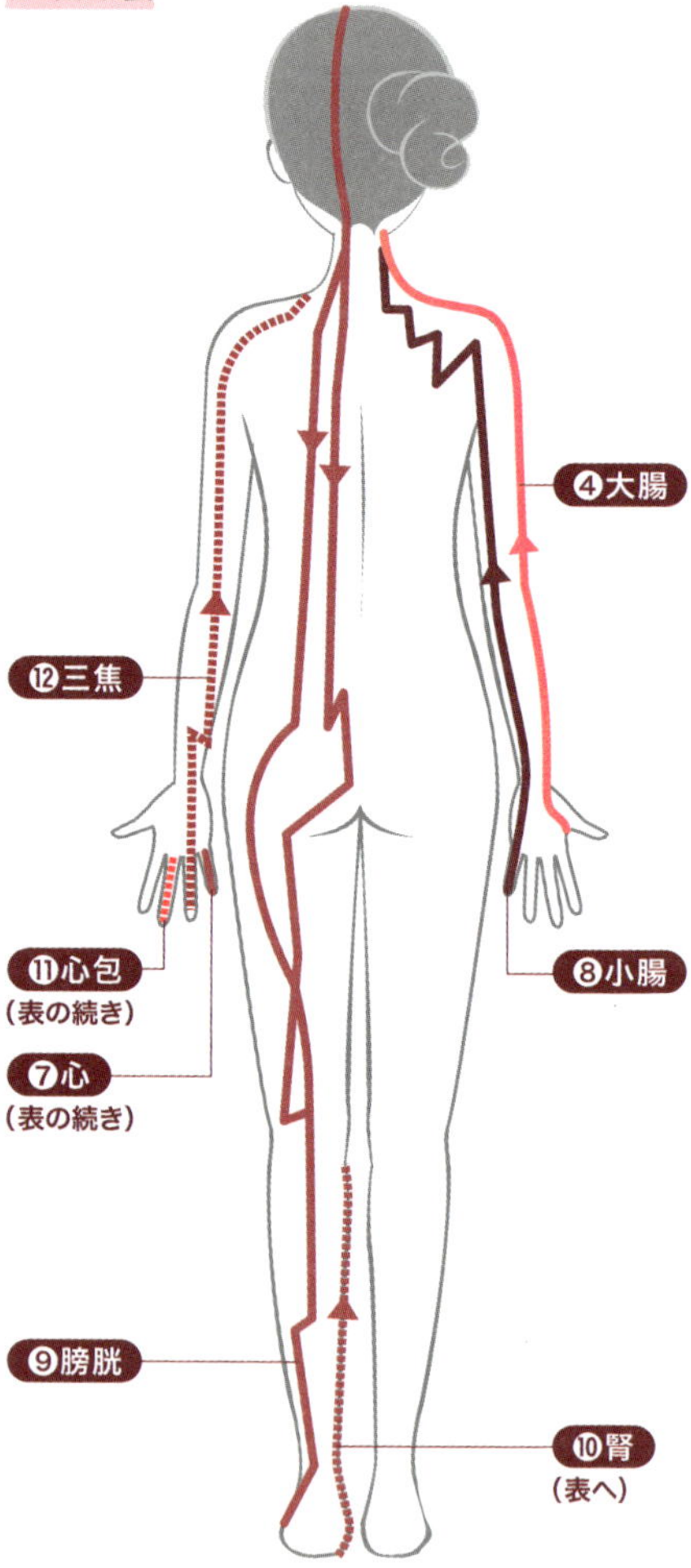

自然界のリズムにあわせて臓腑が活発に働く時間

時間帯	経路	内容	おすすめ
子 23時〜1時	❶ 胆経	陰陽が切り替わる大切な時間。「胆」が休まることでそれ以外の 11 の臓腑が健康を保てるとされている。しっかり睡眠をとることが大切	睡眠
丑 1時〜3時	❷ 肝経	解毒と修復の時間。古い「血」は淘汰され、新しい「血」が生成される時間。しっかりと睡眠をとることで「肝」の「血」を養う	睡眠
寅 3時〜5時	❸ 肺経	「気」「血」の分配の時間。熟睡することで「肺」が体全体の「気」「血」を分配することができる。「肺」は体全体の新陳代謝を行っているので、この時間に目が覚めるのは「気」「血」が足りない表れ	睡眠
卯 5時〜7時	❹ 大腸経	排毒作用が高まる時間。排毒することで大腸の健康を保てる。この時間に腸マッサージをすると、病気の予防となる	起床 排毒
辰 7時〜9時	❺ 胃経	食事をする時間。体が正常に働くための栄養補給をすることが大切。必ず朝食をバランスよく食べる。空腹には気をつける。食後に 100 歩程度歩くと消化しやすい	朝食
巳 9時〜11時	❻ 脾経	消化して巡らせる時間。「脾」によって、飲食物から「気」「血」「津液」が最もつくられて巡る時間。辰の時間に朝食を食べることで「脾」を健康にし、脳を活性化させる	
午 11時〜13時	❼ 心経	陽が極まり、陽から陰に切り替わる時間。「心」を休ませるために少しの時間、仰向けになると「大脳」と「肝」に十分な「血」が行き渡る。ゆったりとした時間をすごす。昼食をとる時間でもある	昼食 休憩
未 13時〜15時	❽ 小腸経	水穀精微を吸収する時間。「小腸」は胃から送られてきた飲食物をさらに消化して必要な栄養を「脾」にいらないものを大腸へと送り出す。午の時間に十分な栄養をとると小腸の「気」「血」が正常に巡る	
申 15時〜17時	❾ 膀胱経	勉強・仕事に 1 番いい時間。栄養が大脳に達するため、重大なことを決断する、朝授業で学んだことを復習するなど、勉強・仕事にいい。また、「膀胱」の排毒の時間。水をたくさん飲むと健康で活力を維持できる	仕事 勉強 排毒
酉 17時〜19時	❿ 腎経	生命活動のエネルギーを腎に蓄える時間。仕事を終わるときに白湯を飲むと排毒にいい。臓腑の「精」を貯えるときなので、夕食は薄めの味つけであっさりとした「腎」を養うものを食べる	排毒 夕食
戌 19時〜21時	⓫ 心包《しんぽう》経	楽しい気持ちですごす時間。食後 30 分に散歩をするなど、軽い運動は消化をよくし、気持ちを軽くしてストレスを発散できる。「気」「血」が巡りやすくなり、「心」を助け、睡眠しやすくなる	軽い 運動
亥 21時〜23時	⓬ 三焦《さんしょう》	寝る準備をする時間。三焦は「気」「津液」を全身に運ぶところ。寝る前にお風呂、お灸、足湯、ツボ押しをして冷えを取り、瘀血を取り除く。この時間から眠ると体と精神にいい状態を保つことができる	寝る 準備

体の調整のすすめ

食べもので体はできていますが、健康を考えるうえでは体を動かすことも必要です。基礎体力を維持するために適度な筋トレは必要ですが、それ以外にも、体の不調を少なくするためのおすすめの方法をいくつか紹介します。

毎日全部できなくても大丈夫です。取り入れやすいものからスタートしてみてください。

①骨盤のゆがみの調整

骨盤のゆがみがあると、「気」「血」「津液」の巡りが悪くなり、内臓の位置もずれてきてしまいます。

骨盤回し

❶足を腰幅に開いてまっすぐ立つ

❷おへそ部分を中心にして、右回り（前→右→後ろ→左）10回、左回り（前→左→後ろ→右）10回を1日1～3セット

※上半身は動かさないように注意しましょう。

お尻ウォーキング

床に座って、お尻を交互に動かして前進します。前に10歩＋後ろに10歩を3セット。

②毒素を出す

血流がよくなり、内臓を活発に働かせることができ、老廃物を排泄できます。

足裏マッサージ

❶麺棒の上に足を乗せて、足をコロコロとつま先からかかとまで10回ほど転がす。左右交互にやる

❷ふくらはぎも麺棒でコロコロ転がすとより効果的

③ゆるめる、リラックスする

筋肉をゆるめて痛みをやわらげたり、「気血津液」の巡りをよくしましょう。

ストレッチ、ヨガなど

陰虚（陰液の不足）の人は、ホットヨガなど汗をたくさん出すような運動は控える。

瞑想

自律神経の乱れで深い睡眠がとれなかったり、精神的に不安定なときは瞑想がおすすめ。

基本 楽な姿勢で床や椅子に座ります。目を閉じて呼吸は鼻から吸って鼻から吐きます。マントラ（自分の決めた言葉：単語でＯＫ）を心の中で繰り返し唱えます。食後や寝る前の時間は避けましょう。 **瞑想時間** 約20分

片鼻呼吸

自律神経を整えるとされ、頭や目がすっきりしたり、顔の血流がよくなる。ヨガでは陰陽のバランスを取る呼吸法とされている。楽な姿勢で座り、背筋を伸ばしてあごを引く。

❶ 右手親指で右の鼻の穴、薬指で左の鼻の穴を押さえ、鼻の穴をふさぐ
❷ 薬指の力を離して、左の鼻から時間をかけてゆっくりと息を吐き切る
❸ 左の鼻から息を吸って、薬指で左の鼻の穴をふさぐ
❹ 親指の力を離して、右の鼻から時間をかけてゆっくりと息を吐き切る
❺ 右の鼻からゆっくり息を吸って、親指で右の鼻の穴をふさぐ
❻ ❶〜❺を繰り返す（5分くらい）

まとめ

姿勢を保つことで巡りの滞りを防ぎ、毒素（老廃物）を出しやすい体をつくることができます。汗、呼吸、尿、便、そして女性は生理で毒素を体外に出すことができます。呼吸法や運動で臓腑の働きを高め、巡らせて毒素を出せる体をつくりましょう。体力維持や精神の安定などに効果があるので、取り入れてくださいね。

応用編

症状別対策＆セルフケア

応用編では、症状にあわせて薬膳、栄養学、生活習慣などについて記載しています。食生活だけでなく生活習慣も大きく影響するので、あわせてチェックしてください。また、薬膳と栄養学の両面からアプローチしてみてください。症状の原因を調整することが症状を緩和することになるので、薬膳は最終的に、「基礎編」に戻るようになっています。

見方 各症状に多くみられる「証」を基礎編にあるタイプ別に分けてあります。❶～の数字は体を構成する基本物質の気血津液タイプと寒熱のタイプを、Ⅰ～は五臓のタイプに分けてあります。❶～で体の状態を、Ⅰ～で体の部位を調整します。※共通セルフケアはどのタイプにもおすすめのケアです。

それぞれの症状のタイプを確認したい人は、「気血津液のチェック表」（基礎編 35 頁参照）、「五臓チェック表」（基礎編 55 頁参照）「寒熱チェック表」（基礎編 79 頁参照）で確認してください。チェックが多いところ、もしくは1番気になる症状のところを中心に整えていきましょう。

体の不調やトラブル

疲れ

共通セルフケア SELF-CARE

1 しっかり睡眠をとる

2 冷たい飲みものや食べもの、消化に時間がかかる揚げものなどは控える

3 足元を冷やさないように、体を温める

4 気持ちをリフレッシュさせる

体を動かしすぎると、「気」を消耗して疲れやすくなります。また油っぽい食事は消化に時間がかかり「湿」を呼ぶため、「気」「血」「津液」をつくる「脾」に負担がかかるので、控えましょう。冷たい飲食物をとると体が冷えるので、「気」を使って体を温めることになり「気」を消耗してしまいます。体を冷やさないようにして、「血」の巡りや水分代謝をよくして老廃物を出していきましょう。

疲れて、元気が出ない

疲れているときは、体だけではなく内臓の働きも弱まっています。食事などで栄養を補おうとしても効率よく体を構成する基本物質をつくることができない状況です。食事だけで補おうとせず、できるだけ体を動かさないようにしてしっかり睡眠をとるなど、体を休めることに重点をおきましょう。

❶ 気虚《ききょ》タイプ

体を動かす生命エネルギーの源の「気」が足りないために疲れやすくなる

症状 やる気が出ない、かぜをひきやすい、手足の冷え、食後すぐに眠くなる、胃下垂など

対策 「気」を補う ⟶ **基礎編** 気虚タイプ（40頁参照）

❷ 気滞《きたい》タイプ

ストレスにより自律神経の働きがうまくいかないことで気の巡りが悪くなり、疲れやすくなる

症状 イライラ・怒りやすい、ストレスを感じる、頭痛・肩こり、ゲップ・ガス・しゃっくりが多い、喉につかえた感じなど

対策 「気」の巡りをよくする ⟶ **基礎編** 気滞タイプ（41頁参照）

❸ 水滞《すいたい》タイプ

症状 体に余分な水分があり、体が重だるくなり、疲れやすくなる

むくみ、体が重だるい・倦怠感、軟便・下痢しやすい、めまい・吐き気、アレルギーなど

対策 「津液」の巡りをよくする → **基礎編** 水滞タイプ（52頁参照）

Ⅰ 肝《かん》タイプ

ストレスなどで「気」を巡らせる「肝」の働きが弱ることで、疲れやすくなる

症状 イライラ、足がつる、目の症状、頭痛・肩こりなど張るような痛み、ストレスで悪化など

対策 「肝」の働きを助ける → **基礎編** 肝（59頁参照）

Ⅱ 脾《ひ》タイプ

「気」「血」をつくるもととなる「脾」が弱っていることで体全体に「気」「血」が行き渡らず疲れやすくなり、水分代謝も悪くなる

症状 食欲不振、疲れやすい、お腹が張る、食後に眠くなる、軟便、アザができやすいなど

対策 「脾」の働きを正常にする → **基礎編** 脾（67頁参照）

Ⅲ 腎《じん》タイプ

「腎」が弱り、水分代謝がうまくいかないことで体が重だるくなり、疲れやすくなる

症状 腰痛、足腰がだるい、耳の症状、老化が早い、むくみなど

対策 「腎」の働きを助ける

→ 基礎編 腎（77頁参照）

疲れは「肉体的な疲れ」と「精神的な疲れ」に分かれます。「体→心」もしくは「心→体」というように、どちらが先に疲れても、最終的には両方が疲れてしまいます。

精神的に疲れている人は、瞑想や運動をしたり、趣味を楽しんだり、リフレッシュできるような場所へ外出するなど、心から体を元気にしましょう。

サムゲタンには「気」を補う朝鮮人参が入っており、また「気」を補う食材が組みあわせてあるので、おすすめメニューです。

RECOMMEND

栄養学

肉体的な疲れやスポーツによる疲れは、疲労回復に必要なビタミンB群や疲労物質の乳酸の生成を抑えるクエン酸をとるといい。おくらや山芋といったネバネバ食品もおすすめ。

ビタミンB群 玄米や全粒粉を使ったパン、豚肉、うなぎ、牡蠣など：アリシンの多いにんにくや玉ねぎなどとあわせると、新陳代謝をうながしてくれてさらに効果的

クエン酸 果物、食酢など

精神的な疲れは、ビタミンC･E、ポリフェノールなどの抗酸化成分をとる

ビタミンC･E、ポリフェノール 野菜、果物など

ツボ

肉体的な疲れ

湧泉《ゆうせん》：つま先からかかとまでの約3分の1のところにできる足の裏のくぼみを押す

精神的な疲れ

労宮《ろうきゅう》：こぶしを握って中指の先端があたるところを押す

参考 中医学・薬膳のヒント　気虚（脾・腎）、肝気鬱結、痰湿

体の不調やトラブル

眼精疲労

共通セルフケア
SELF-CARE

1 しっかり睡眠をとる

2 定期的に目を閉じて休める
↓
1時間に1回程度

3 目をホットタオルや温かい手で温める
↓
充血しているときは、冷やしたタオルで炎症を抑える

4 目の周り、首、肩のマッサージをする

目の疲れは、「血」と「陰液」の不足もしくは「気」「血」の巡りが悪い「気滞《きたい》」「血《けつ》瘀《お》」から起こります。

「肝」は目の栄養となる「血」を貯蔵しています。「肝」と「腎」はお互いに助けあっているため、「肝腎」両方をケアすることが大切です。クコの実は、「肝腎」に帰経（食べものがどの部位に影響するか）して「陰液」を補う食材なのでおすすめです。目の体操をして（眼球を上下、左右に大きく動かし、右回り、左回りさせる）、目の筋肉の緊張をほぐします。陰液は夜につくられるので、睡眠をしっかりとるようにします。睡眠が不足がちな人は、まずは睡眠をとることを心がけましょう。

目の疲れ、ドライアイ

「血」と「陰液」が不足すると目に栄養が不足するため、目に疲れが出ます。「気」と「血」の巡りが悪い場合は、目に栄養が行き渡らずに疲れとなります。

❶ 血虚《けっきょ》タイプ

目に栄養を与える「血」の不足により、目が疲れやすくなる

症状 顔色が白っぽい、土気色っぽい、めまい、肌の乾燥、不眠、生理不順など

対策 「血」を補う → **基礎編** 血虚タイプ（45頁参照）

❷ 陰虚《いんきょ》タイプ

体を潤す「陰液」が足りないため、特に乾燥症状が出てくる

症状 ほてり、のぼせ、皮膚や目の乾燥、寝汗、不眠など

対策 「陰液」を補う → **基礎編** 陰虚タイプ（51頁参照）

❸ 気滞《きたい》タイプ

「気」の巡りが悪いために「血」の巡りも悪くなり、目に栄養が行き渡らなくなる

症状 イライラしたり怒りっぽい、ストレスを感じる、頭痛・肩こり、ゲップ・ガス・しゃっくりが多い、喉につかえた感じなど

対策 「気」の巡りをよくする → **基礎編** 気滞タイプ（41頁参照）

❹ 血瘀《けつお》タイプ

症状 「血」の巡りが悪いことで、目に栄養が行き渡らなくなる顔色が暗い・くすみ、しみ・そばかす、足の血管が浮き出る、生理不順、頭痛・肩こりなど

対策 「血」の巡りをよくする → **基礎編** 血瘀タイプ（46頁参照）

Ⅰ 肝《かん》タイプ

「血」を貯蔵する臓。「肝」と目は五行でも同じ行であり、目に影響する

症状 イライラ、足がつる、目の症状、頭痛・肩こりなど張るような痛み、ストレスで悪化など

対策 「肝」の働きを助ける → **基礎編** 肝（59頁参照）

Ⅱ 腎《じん》タイプ

「腎」は「肝」を助ける役割を担う

症状 腰痛、足腰がだるい、耳の症状、老化が早い、むくみなど

対策 「腎」の働きを助ける → **基礎編** 腎（77頁参照）

RECOMMEND

栄養学

目の疲れや目の乾燥を防ぐビタミンAや目の周りの筋肉の疲れ解消にビタミンB_1、視神経の働きを助けるビタミンB_{12}がよい。また、アントシアニンも目の疲れに効果的。ビタミンEは目の血行促進、疲れ目、ドライアイによい。

ビタミンA うなぎ、レバー、緑黄色野菜など

ビタミンE うなぎ、モロヘイヤ、アーモンド、ひまわり油など

ビタミンB_1 豚肉、うなぎ、ぶり、大豆、玄米など

ビタミンB_{12} レバー、あさり、さんま、さば、牡蠣など

ツボ

コリを伴う疲れ

風池《ふうち》：後頭部の髪の生え際で、首中央のスジの外側。くぼんで押すと痛いところを押す

目の奥の痛み

太陽《たいよう》：眉毛と目の端の中間から指1本分後ろのややくぼんだところを押す

参考 **中医学・薬膳のヒント** 肝血虚、肝腎陰虚、気滞血瘀

体の不調やトラブル

肩こり

共通セルフケア
SELF-CARE

1 肘回しをする
↓
肩甲骨を意識してやる

2 長時間同じ姿勢をするときは適度に休憩を入れる

3 目を休める

肩こりは「気」「血」の不足からくる場合と「気」「血」の巡りが悪い場合とがあるので、肩こりの原因がどちらにあるのか見極めましょう。

目の疲れと同様、同じ姿勢が長く続くときは休憩を入れて体を動かしたり、ストレッチをすると「気」「血」の巡りがよくなります。

肘回しは足を肩幅くらいに開いて、両手の指先を肩に乗せて、肘を前から上、横、下とゆっくり肩甲骨を意識しながら回します。10回やったら逆回転も10回やりましょう。

むくみ、冷えを解消する

「肝」は「気」を巡らせる働きがあります。「肝」の働きがうまくいかないことでも肩こりにつながります。ストレスが多い人は、柑橘類のアロマで「気」の巡りをよくしたり、ストレスをうまく解消しましょう。

体が冷えて肩こりにつながっている人は、首のつけ根あたりを温めるのもおすすめです。食事で体が冷えないように生ものや冷たいものを控え、火を通した食べ方を心がけましょう。

「気」が足りない気虚タイプでむくみが気になる人は、水滞タイプの食材も取り入れましょう。鎖骨が埋もれる、顔がむくむといったむくみのサインがある人は要注意です。むくみを解消することで冷えがなくなり血行がよくなります。過度な塩分や糖分、脂肪分は血行を悪くするので、控えめにします。

❶ 気虚《ききょ》タイプ

「気」が不足していることで、「血」の巡りがうまくいかず、肩こりになる

症状 やる気が出ない、かぜをひきやすい、手足の冷え、食後すぐに眠くなる、胃下垂など

対策 「気」を補う → **基礎編** 気虚タイプ（40頁参照）

❷ 血虚《けっきょ》タイプ

「血」が不足していることで、筋肉の栄養状態が悪く、肩こりになる

症状 顔色が白っぽい、土気色っぽい、めまい、肌の乾燥、不眠、生理不順など

対策 「血」を補う → **基礎編** 血虚タイプ（45頁参照）

❸ 気滞《きたい》タイプ

「気」が巡らないことで、肩がパンパンに張る

症状 イライラしたり怒りっぽい、ストレスを感じる、頭痛、ゲップ・ガス・しゃっくりが多い、喉につかえた感じなど

対策 「気」の巡りをよくする → **基礎編** 気滞タイプ（41頁参照）

❹ 血瘀《けつお》タイプ

「血」の巡りが悪く、筋肉が固くなり、肩こりになる

症状 顔色が暗い・くすみ、しみ・そばかす、足の血管が浮き出る、生理不順、頭痛など

対策 「血」の巡りをよくする → **基礎編** 血瘀タイプ（46頁参照）

❺ 水滞《すいたい》タイプ

体の余分な水分が邪魔をして、「気」「血」の巡りが悪くなり、肩こりになる

症状 むくみ、体が重だるい・倦怠感、軟便・下痢しやすい、めまい・吐き気、アレルギーなど

対策 「津液」の巡りをよくする
→ 基礎編 水滞タイプ（52頁参照）

❻ 寒《かん》（冷え）タイプ

体が冷えているため、「血」の巡りが悪くなり、肩こりになる

症状 手足の冷え、顔色が青白い、温かいものを飲みたがる、軟便、下痢、尿量が多く色が薄い

対策 体を温める
→ 入門編 食性の温熱性（21頁参照）
→ 基礎編 寒タイプ（80頁参照）

Ⅰ 肝《かん》タイプ

「肝」の働きがうまくいかず、「気」の巡りが滞り、肩がこる

症状 イライラ、足がつる、目の症状、頭痛・肩こりなど張るような痛み、ストレスで悪化など

対策 「肝」の働きを助ける
→ 基礎編 肝（59頁参照）

栄養学

血行が悪くなり、疲労物質の乳酸や老廃物が溜まる状態がこり。疲労回復作用があるビタミンB_1、血管を拡張して血行促進に効果のあるビタミンEを積極的にとるようにする。乳酸をつくるのを防ぐクエン酸も効果的。カプサイシンやジンゲロールは、発汗して血行をよくする働きがあるので、唐辛子や生姜を取り入れるのもいいでしょう。

ビタミンE うなぎ、モロヘイヤ、アーモンド、ひまわり油など

ビタミンB_1 豚肉、うなぎ、ぶり、大豆、玄米、ひまわり油など

クエン酸 果物、食酢など

RECOMMEND

ツボ

肩こりの特効穴

肩井《けんせい》：乳頭から手を上にすり上げていった肩の１番高いところを押す

血行不良から

血海《けっかい》：膝の皿の内側の角から指３本分上がったところを押す

ストレスから

太衝《たいしょう》：足の親指と人差し指の間を上がっていき、骨とぶつかるところを押す

参考 **中医学・薬膳のヒント** 気虚、血虚、気血両虚、気滞、血瘀、寒湿

体の不調やトラブル

慢性的な頭痛

共通セルフケア
SELF-CARE

1 首や肩のこりを解消する

2 目を休める

3 無理やがまんをしない

頭痛は、かぜなどをひいたときに痛くなる急性のものと、疲れや血行不良などが原因の慢性的なものとがあります。

ここでは慢性的な頭痛についてみていきます。

頭痛は、原因やメカニズムによって症状が異なります。痛い場所がほぼ同じでズキズキするような痛みは「血」の巡りが悪く、重だるい痛みは水分代謝の悪さからきます。

またまめまいがあってぼーっとした痛さは「血」の不足、ストレスで張るような痛みは「気」の巡りが悪いことで起きます。陰液が不足するとイライラしてカーッとなって頭痛となる場合があります。

がまんや無理をしない

首を左右に倒したり、両肩をキュッと上にあげてストーンと落とすというようなストレッチを行うと血行がよくなり、頭痛の予防となります。寒さをがまんしたり、体を使いすぎたりと、がまんや無理をするとひどくなるので、できるかぎりがまんや無理をしないようにします。また、頭痛が起こったときにどんな状況だったかを記録しておくと、頭痛の引き金になる要因がわかるようになります。

❶ 血虚《けっきょ》タイプ

体の「血」が足りなくなることで脳への「血」の量が足りなくなり、栄養が不足してしまい、頭痛となる。血虚の頭痛はシクシク痛み、夕方や夜に出ることが多い

症状 顔色が白っぽい、土気色っぽい、めまい、肌の乾燥、不眠、生理不順など

対策 「血」を補う → **基礎編** 血虚タイプ（45頁参照）

❷ 陰虚《いんきょ》タイプ

脳は「髄海《ずいかい》」といい、「髄」が集まるところ。「陰液」が足りなくなると「髄」も不足し、頭痛となる

症状 ほてり、のぼせ、皮膚や目の乾燥、寝汗、不眠など

対策 「陰液」を補う → **基礎編** 陰虚タイプ（51頁参照）

❸ 気《き》滞《たい》タイプ

「気」の巡りが悪くなることで「血」を脳へ運べず、栄養が不足してしまい、頭痛となる

症状 イライラ、怒り、ストレス、頭痛・肩こり、ゲップ・ガス・しゃっくりが多い、喉につかえた感じなど

対策 「気」の巡りをよくする → **基礎編** 気滞タイプ（41頁参照）

❹ 血《けつ》瘀《お》タイプ

「血」の巡りが悪くなることで「血」を脳へ運べず、栄養が不足してしまい、頭痛となる

症状 顔色が暗い・くすみ、しみ・そばかす、足の血管が浮き出る、生理不順、頭痛・肩こりなど

対策 「血」の巡りをよくする → **基礎編** 血瘀タイプ（46頁参照）

❺ 水《すい》滞《たい》タイプ

体内に「湿」が停滞して、重苦しい感じをともなう頭痛となる

症状 むくみ、体が重だるい・倦怠感、軟便・下痢しやすい、めまい・吐き気、アレルギーがあるなど

対策 「津液」の巡りをよくする → **基礎編** 水滞タイプ（52頁参照）

Ⅰ 肝《かん》タイプ

ストレスなどにより自律神経が乱れることで「気」「血」の巡りが悪くなり、頭痛となる。ストレスにより痛みが増す

症状 イライラ、足がつる、目の症状、頭痛・肩こりなど張るような痛み、ストレスで悪化など

対策 「肝」の働きを助ける

→ **基礎編** 肝（59頁参照）

Ⅱ 脾《ひ》タイプ

「脾」の働きが弱まり、「湿」が停滞することで頭痛となる

症状 食欲不振、疲れやすい、お腹が張る、食後に眠くなる、軟便、アザができやすいなど

対策 「脾」の働きを正常にする

→ **基礎編** 脾（67頁参照）

RECOMMEND

栄養学 血行促進作用のあるビタミンCやビタミンE、血管拡張作用のあるナイアシンが頭痛の緩和にいい。ビタミンB群、マグネシウムも偏頭痛にいい。

ビタミンE うなぎ、モロヘイヤ、アーモンド、ひまわり油など

ビタミンB群
玄米や全粒粉を使ったパン、豚肉、うなぎ、牡蠣など

ナイアシン
レバー、まぐろ、さば、鶏ささみ、ピーナッツなど

ビタミンC
赤ピーマン、ブロッコリー、柿など新鮮な野菜や果物

マグネシウム
アーモンド、ひじき、乾燥わかめ、大豆、納豆など

ツボ

側頭部の痛み 頭維《ずい》：額の髪の生え際の角から、少し上にいったところを押す

頭頂部の痛み 百会《ひゃくえ》：頭のてっぺんで左右の耳を結んだところを押す

首凝り 天柱《てんちゅう》・風池《ふうち》：後頭部の髪の生え際で、首中央のスジの外側のくぼみが風池。風池より指1本分内側のスジの上にあるのが天柱。ここを押す

片頭痛 足臨泣《あしりんきゅう》：足の小指と薬指の間を上に辿り、足の甲にある骨とぶつかるところを押す

参考 **中医学・薬膳のヒント** 血虚、肝陽上亢、血瘀、痰濁、肝鬱気滞

体の不調やトラブル

腰痛

共通セルフケア
SELF-CARE

1 正しい姿勢を心がける

2 腹筋と背筋、両方を鍛える

3 足を組まない

腰痛は環境などによって、「湿」「寒」「熱」の影響を受けた腰痛と、「血」の巡りが悪い「腎」の働きが弱くなることで起こる腰痛とがあります。腎タイプで冷えを感じる人は体を温める「温陽《おんよう》」の食材（40頁参照）を、ほてりを感じる人は体に潤いを与える「滋陰《じいん》」の食材を（51頁参照）あわせてとると効果的です。どのタイプも日々正しい座り姿勢、立ち姿勢を保つように心がけましょう。

腹筋と背筋を鍛える

腰痛を予防するには、運動も大切です。プランク（腕立て伏せの姿勢から、肩の下にヒジが来るようにして床にヒジをつく。頭からおしりまでが一直線になるようにして、その姿勢を自然呼吸で30〜60秒キープ。お腹が落ちたり、お尻が上がったりしないように注意しましょう）で、**腹筋と背筋を鍛えると腰痛の予防となります。**

足を組むと骨盤が歪んでしまうので、腰痛の原因となります。無意識に組んでしまう人は注意してやめるようにします。

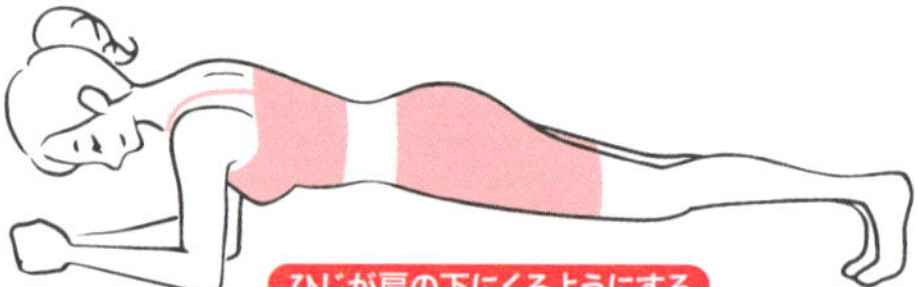
ひじが肩の下にくるようにする

❶気虚《きっきょ》タイプ・陽虚《ようきょ》タイプ

「気」の不足で体を温める作用や巡らせる働きが弱くなる。また「気」「血」をつくれないことで筋肉に栄養が行き渡らず、腰痛となる

症状 やる気がでない、かぜをひきやすい、手足の冷え、食後すぐに眠くなる、胃下垂など

対策 「気」を補う ⟶ **基礎編** 気虚タイプ（40頁参照）

❷血瘀《けつお》タイプ

長時間同じ姿勢でいることで「血」の巡りが悪くなり、痛みとなる。この場合、刺すような痛みで夕方や夜になると悪化しやすい

症状 顔色が暗い・くすみ、しみ・そばかす、足の血管が浮き出る、生理不順、頭痛・肩こりなど

対策 「血」の巡りをよくする → **基礎編** 血瘀タイプ（46頁参照）

❸水滞《すいたい》タイプ

「湿」は「寒」や「熱」と一緒になることで「気」「血」の運行を妨げ、腰痛となる

症状 むくみ、体が重だるい・倦怠感、軟便・下痢しやすい、めまい・吐き気、アレルギーがあるなど

対策 「津液」の巡りをよくする → **基礎編** 水滞タイプ（52頁参照）

❹寒《かん》（冷え・陽虚《ようきょ》）タイプ

雨にぬれたり、汗をかいた後などに体が冷えて湿度の高いところにいる、体を温める「気」が足りず、寒と湿が一緒になって「気」「血」の運行を妨げることになり、腰痛を起こす。痛みは温めると楽になる

症状 手足の冷え、顔色が青白い、温かいものを飲みたがる、軟便、下痢しやすい、尿量が多く色が薄い

対策 体を温める → **入門編** 食性の温熱性（21頁参照）

→ **基礎編** 陽虚タイプ（40頁参照）・寒タイプ（80頁参照）

❺熱《ねつ》（暑がり）タイプ

「湿」と「熱」があわさることで、「気」「血」の流れを邪魔をして、腰痛となる。腰のあたり

が重だるく「熱」を感じ、痛みは冷やすと楽になる

症状 口渇、顔色が赤い、目が赤い、便秘、皮膚の炎症など

対策 体の余分な「熱」を取り除く

↓ **入門編** 食性の寒涼性（21頁参照）

↓ **基礎編** 熱タイプ（82頁参照）

I 腎《じん》タイプ

「腎」は腰に関連しているので、「腎」が弱ると足腰が弱くなり腰痛となる。疲れてくるとより悪化する

症状 腰痛、足腰がだるい、耳の症状、老化が早い、むくみなど

対策 「腎」の働きを助ける

↓ **基礎編** 腎（77頁参照）

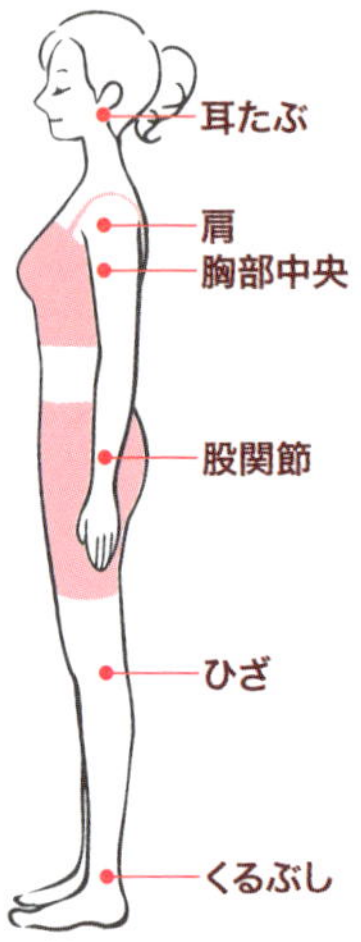

6ヵ所が一直線上になる

RECOMMEND

栄養学

筋肉が緊張して硬くなることで、血行が悪くなり、腰痛になる。疲労物質の乳酸や老廃物がある状態なので、疲労回復作用があるビタミン B_1 や血管を拡張して血行促進に効果のあるビタミンEを積極的にとる。また、筋肉、腱や靭帯などを強化するのも効果的。たんぱく質はもちろん、コラーゲンを含むものやコラーゲンの合成を助けるビタミンCをとる。

ビタミンE うなぎ、モロヘイヤ、アーモンド、ひまわり油など

ビタミン B_1 豚肉、うなぎ、ぶり、大豆、玄米など

ビタミンC 赤ピーマン、ブロッコリー、柿など新鮮な野菜や果物

コラーゲン かれい、鶏の皮、牛すじ、豚足など（魚や肉の皮や骨の部分）

ツボ

腰痛の特効穴

腎兪《じんゆ》：へその高さで両側の腰骨に手をおき、親指があたるところを押す

足までだるい時

委中《いちゅう》：膝の裏にあるシワの真ん中を押す

おしりまで痛むとき **環跳《かんちょう》**：お尻の外側で力を入れるとくぼみができるところを押す

痛くて動けない **腰腿点《ようたいてん》（腰痛点《ようつうてん》）**：手の甲の人差し指と中指、薬指と小指の間ですり上げ、骨の上の押して痛いところを押す

参考 中医学・薬膳のヒント　血瘀、湿熱、寒湿、腎虚

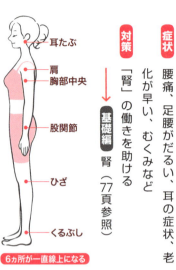

体の不調やトラブル

不眠

中医学では、不眠は中枢神経系をつかさどり、精神の安定に関係する「心」、自律神経系をつかさどる「肝」、思い悩むなどの感情に関連する「脾」の働き、「腎」の陰液と「心」の熱のバランスが関係しています。「心」の「気」「血」や「津液」が足りないと体に栄養が行き渡らなくなり、精神的に不安定となり、眠れなくなります。このタイプはベッドで眠れなくてもゴロゴロしていることができます。逆に「気」の巡りが悪い、余分な「湿」があったり、「熱」をこもらせているタイプはベッドで眠れずにジッとしていることができず、起き上がりたくなります。ストレスを感じたり、アルコールの飲みすぎ、食べすぎなどで体に「湿」や「熱」がこもりやすくなるので、日ごろの生活を見直してみましょう。

共通セルフケア SELF-CARE

1 寝る前にスマホやPCを見ない

2 湯船につかる

3 消化に時間のかかるものを控える

リラックスとほどよい肉体疲労を心がける

スマホやPCを見たり、明るい部屋にいると眼が冴えてしまいます。湯船につかったり、音楽や香りでリラックスしましょう。日ごろ運動することが少ない人は、軽い運動をすることで体が疲れて眠りやすくなります。朝日を浴びて体内時計を調整するのもいいでしょう。消化に時間がかかるものを食べると、体が回復しにくくなります。特に夕食の時間が遅い人は、消化のいいものを食べるようにします。

薬膳では、玄米、大棗《たいそう》（ナツメ）、蓮の実、チンゲン菜《さい》、百合根《ゆりね》、龍眼《りゅうがん》、あさり、牡蠣などは精神を落ち着かせるのにいいとされています。

コーヒー、紅茶、緑茶などに含まれるカフェインは脳を興奮させるので、特に午後3時以降は控えましょう。

❶ 気虚《ききょ》タイプ

「気」の不足から「血」をつくり出せず、精神的に不安定となることで、なかなか眠れず不眠となる

症状 やる気が出ない、かぜをひきやすい、手足の冷え、食後すぐに眠くなる、胃下垂など

対策 「気」を補う → **基礎編** 気虚タイプ（40頁参照）

❷ 血虚《けっきょ》タイプ

精神を安定させる「血」が不足してしまい、不眠となる

症状 顔色が白っぽい、土気色っぽい、めまい、肌の乾燥、不眠、生理不順など

対策 「血」を補う → **基礎編** 血虚タイプ（45頁参照）

❸陰虚《いんきょ》タイプ

「陽が陰に入ると寝る」とされているが、陰液の不足からバランスが取れず不眠となる。イライラや焦燥感があり、すぐに目が覚めてしまう

症状 ほてり、のぼせ、皮膚や目の乾燥、寝汗、不眠など

対策 「陰液」を補う → **基礎編** 陰虚タイプ（51頁参照）

❹気滞《きたい》タイプ

「気」の巡りが悪く、イライラして眠れなくなる。眠りが浅く、夢を見て目が覚めやすくなる

症状 イライラ、怒り、ストレス、頭痛・肩こり、ゲップ・ガス・しゃっくりが多い、喉につかえた感じなど

対策 「気」の巡りをよくする → **基礎編** 気滞タイプ（41頁参照）

❺水滞《すいたい》タイプ

「湿」が溜まり、「熱」を発生してしまい、イライラして胸が苦しく痰がからんだりして、眠りが浅く、夢をよく見て目が覚めやすくなる

症状 むくみ、体が重だるい・倦怠感、軟便・下痢をしやすい、めまい・吐き気、アレルギーがあるなど

対策 「津液」の巡りをよくする → **基礎編** 水滞タイプ（52頁参照）

❻熱《ねつ》（暑がり）タイプ

「熱」によりイライラしてしまうことで、目が冴えてしまい寝つきが悪くなる

症状 口渇、顔色が赤い、目が赤い、便秘、皮膚の炎症など

対策 体の余分な「熱」を取り除く → **入門編** 食性の寒涼性（21頁参照）
→ **基礎編** 熱（暑がり）タイプ（82頁参照）

Ⅰ 肝《かん》タイプ

「気」の巡りが滞り、イライラして神経が興奮してしまい、眠りにくくなる。すぐ目が覚めたり、夢をよく見て目が覚めやすくなる

症状 イライラ、足がつる、目の症状、頭痛・肩こりなど張るような痛み、ストレスで悪化など

対策 「肝」の働きを助ける → **基礎編** 肝（59頁参照）

Ⅱ 心《しん》タイプ

「心」に栄養が不足して不安や焦燥感を感じたり、「心」に「熱」がこもって悶々として、寝つきが悪くなる

症状 動悸、不眠、物忘れ、夢が多い、精神不安など

対策 「心」の働きを助ける → **基礎編** 心（63頁参照）

Ⅲ 脾《ひ》タイプ

精神的不安や思い悩むことで消化器官が弱ってしまい、「気」「血」がつくれないことで、「心」に栄養が送られず、不眠となる

症状 食欲不振、疲れやすい、お腹が張る、食後に眠くなる、軟便、アザができやすいなど

対策 「脾」の働きを正常にする

→ 基礎編 脾（67頁参照）

Ⅳ 腎《じん》タイプ

「腎」の陰液（陰）が不足して、「心」の熱（陽）を冷ませないことで不眠となる

症状 腰痛、足腰がだるい、耳の症状、老化が早い、むくみなど

対策 「腎」の働きを助ける

→ 基礎編 腎（77頁参照）

RECOMMEND

栄養学 睡眠や精神を安定させる作用を持つセロトニンをつくり、脳をリラックスさせるトリプトファンをとる。トリプトファンからセロトニンをつくるときにビタミン B_6 が必要なので、あわせてとるといい。

トリプトファン 牛乳、チーズ、大豆製品、種実、バナナなど

ビタミン B_6 まぐろ、さんま、鮭、鶏ささみ、にんにくなど

ツボ

イライラして眠れない

太衝《たいしょう》：足の親指と人差し指の間を上がっていき、骨とぶつかるところを押す

精神的疲労で眠れない

鳩尾《きゅうび》：みぞおちの、肋骨の下を押す

参考 **中医学・薬膳のヒント** 肝鬱化火、痰熱内擾、陰虚火旺、心胆気虚、心脾両虚

体の不調やトラブル

眠気

眠気は、生命エネルギーの源の「気」が足りないこと、体が冷えることと、体に余分な水分である「湿」が溜まることが原因です。食後に眠くなるのは、「脾」に「気」がいってしまい、脳の活動に必要な「気」が不足するからです。「気」を補う食材、「脾」を助ける食材を増やすと同時に、よくかむ、体を冷やさないことが大切です。

夕食に脂っぽいものを食べると、消化に時間がかかり、寝ている間も「脾」が働かなくてはならないので控えましょう。また脂っぽいものや甘いものは水分代謝を悪くします。体が冷えていると水分代謝が悪くなってしまうので、外食などの「お冷」にも気をつけてください。温かい飲みものを飲むなど、体を温めるように心がけましょう。

共通セルフケア
SELF-CARE

1 脂っぽいもの、甘いものを控える

2 よくかんで食べる

3 体を冷やさないようにする

眠気の原因は弱っていること

眠気の原因は虚弱体質、消化器官がもともと弱い、疲れや睡眠不足といったことがあげられます。これらは「気」が足りない状態になっており、脳に必要な「気」が不足してしまうことで眠気につながります。

❶ 気虚《ききょ》タイプ・陽虚《ようきょ》タイプ

生命エネルギーの源となる「気」が足りないことで、活動をする力が足りず眠くなってしまう。また体を温める能力が低くなってしまうことも眠くなる要因

症状 やる気が出ない、かぜをひきやすい、手足の冷え、食後すぐに眠くなる、胃下垂など

対策 「気」を補う → **基礎編** 気虚タイプ（40頁参照）

❷ 水滞《すいたい》タイプ

体に「湿」が溜まることで「脾」に負担がかかり、「気」の巡りが悪くなり、脳に必要な栄養が行き渡らなくなって眠くなる

症状 むくみ、体が重だるい・倦怠感、軟便・下痢しやすい、めまい・吐き気、アレルギーがあるなど

対策 「津液」の巡りをよくする → **基礎編** 水滞タイプ（52頁参照）

❸ 寒《かん》（冷え・陽虚《ようきょ》）タイプ

体を温める「気」が少ないなど、体が冷えることで体も脳も活動が鈍くなり、眠くなる

症状 手足の冷え、顔色が青白い、温かいものを飲みたがる、軟便、下痢しやすい、尿量が多く色が薄い

対策 体を温める → **入門編** 食性の温熱性（21頁参照）
→ **基礎編** 陽虚タイプ（40頁参照）・寒タイプ（80頁参照）

I 脾《ひ》タイプ

余分な水分である「湿」があることで「脾」の働きが弱まってしまい、「気」が頭に行き渡らず眠くなる

症状 食欲不振、疲れやすい、お腹が張る、食後に眠くなる、軟便、アザができやすいなど

対策 「脾」の働きを正常にする

→ **基礎編** 脾（67頁参照）

II 腎《じん》タイプ

「腎」に蓄えている体を温める種火となるものが少なくなってしまい、体が冷えて眠くなってしまう

症状 腰痛、足腰がだるい、耳の症状、老化が早い、むくみなど

対策 「腎」の働きを助ける

→ **基礎編** 腎（77頁参照）

RECOMMEND

栄養学 栄養が不足すると眠くなることがある。疲労回復によく、糖質をエネルギーに変えるのに使われるビタミンB_1、体に酸素を運ぶのに必要な鉄をとる。酸素が不足すると細胞活動が低下して眠くなる。

ビタミンB_1 豚肉、うなぎ、ぶり、大豆、玄米など

鉄 レバー、赤身の肉、いわし、まぐろ、ひじき、切り干し大根、小松菜、ほうれん草など

※ 動物性の食材のほうが鉄の吸収率がいい

ツボ

朝起きられないとき 攢竹《さんちく》：眉頭で、押すとややへこみがあるところを押す

体がだるい 中衝《ちゅうしょう》：手の中指の人差し指側にある爪の生え際を押す

あくびを抑える 水溝《すいこう》：鼻の下にある溝で、上唇との中点を押す

参考 中医学・薬膳のヒント　脾気虚、湿困脾陽、腎虚

めまい

体の不調やトラブル

めまいは目が回るような感じ、気が遠くなるような感じ、歩いていてふらつく感じ、体がふわふわする感じなど、症状はまちまちです。

まずはめまいが「気」「血」「津液」が不足して起こっているのか、体に余分な「熱」や「痰湿《たんしつ》」がある巡りの悪いタイプかを見極めましょう。

不足タイプは、睡眠をしっかりとるなど体を休めることが大切です。巡りが悪いタイプは、ストレッチなど「熱」や「痰湿」を取り除けるような運動をするといいでしょう。

めまいは大きな病気につながることがあるので、病院で調べてもらうことも大切です。

共通セルフケア SELF-CARE

1 しっかり睡眠をとる

2 ストレッチをする

3 水分を取りすぎない

水分のとりすぎに注意する

水分をとりすぎると体に余分な水分が増え、めまいを悪化させます。冷たい飲みものは消化器官を冷やし、消化機能を低下させる原因にもなります。余分な水分がある水滞タイプや水分代謝を助ける「気」が足りない気虚タイプ、「脾」が弱い人は特に注意が必要です。

❶気虚《ききょ》タイプ

生命エネルギーの源となる「気」が不足して「血」を脳に運搬できず、めまいが起きる

症状 やる気が出ない、かぜをひきやすい、手足の冷え、食後すぐに眠くなる、胃下垂など

対策 「気」を補う ⟶ **基礎編** 気虚タイプ（40頁参照）

❷血虚《けっきょ》タイプ

脳の栄養となる「血」が足りないことで、めまいが起きる

症状 顔色が白っぽい、土気色っぽい、めまい、肌の乾燥、不眠、生理不順など

対策 「血」を補う ⟶ **基礎編** 血虚タイプ（45頁参照）

❸陰虚《いんきょ》タイプ

陰液が足りないことで熱を抑えれず、「気」が上昇してのぼせ状態になり、めまいとなる

症状 ほてり、のぼせ、皮膚や目の乾燥、寝汗、不眠など

対策 「陰液」を補う → **基礎編** 陰虚タイプ（51頁参照）

❹ 気《き》滞《たい》タイプ

「気」が巡らず、熱を持ち、上昇することでめまいとなる

症状 イライラ・怒りやすい、ストレスを感じる、頭痛・肩こり、ゲップ・ガス・しゃっくりが多い、喉につかえた感じなど

対策 「気」の巡りをよくする → **基礎編** 気滞タイプ（41頁参照）

❺ 水《すい》滞《たい》タイプ

体に「湿」が溜まり「気」の巡りが悪くなり、脳に必要な栄養が不足し、めまいが起きる

症状 むくみ、体が重だるい・倦怠感、軟便・下痢しやすい、めまい・吐き気、アレルギーがあるなど

対策 「津液」の巡りをよくする → **基礎編** 水滞タイプ（52頁参照）

❻ 熱《ねつ》（暑がり）タイプ

体の「熱」がうまく発散できず、頭に「血」が昇ることでめまいが起きる

症状 口渇、顔色が赤い、目が赤い、便秘、皮膚の炎症など

対策 体の余分な「熱」を取り除く → **入門編** 食性の寒涼性（21頁参照）
→ **基礎編** 熱タイプ（82頁参照）

Ⅰ 肝《かん》タイプ

ストレスや緊張などで、「肝」が血流の調整や「気」をうまく巡らすことができないことで熱が発生し、めまいが起こる

症状 イライラ、足がつる、目の症状、頭痛・肩こりなど張るような痛み、ストレスで悪化など

対策 「肝」の働きを助ける → **基礎編** 肝（59頁参照）

Ⅱ 脾《ひ》タイプ

「脾」が弱く「気」「血」がつくれないことで、機能低下になったり、栄養が不足し、水分代謝も悪くなり、めまいが起こる

症状 食欲不振、疲れやすい、お腹が張る、食後に眠くなる、軟便、アザができやすいなど

対策 「脾」の働きを正常にする → **基礎編** 脾（67頁参照）

Ⅲ 腎《じん》タイプ

精が不足し、脳の栄養不足となり、めまいが起こる

症状 腰痛、足腰がだるい、耳の症状、老化が早い、むくみなど

対策 「腎」の働きを助ける → **基礎編** 腎（77頁参照）

RECOMMEND

栄養学 ビタミンB群をしっかりとる。特にビタミンB_{12}は末梢神経の代謝の改善する作用があり、めまいの薬としても使われる。

ビタミンB群 玄米や全粒粉を使ったパン、豚肉、うなぎ、牡蠣など

ビタミンB_{12}
レバー、あさり、さんま、さば、牡蠣など

ツボ

耳鳴りにも 中渚《ちゅうしょ》：手の甲で薬指と小指の間をこすりあげ、骨とぶつかるところを押す

ふわふわするめまい 風池《ふうち》：後頭部の髪の生え際で、首中央のスジの外側。くぼんで押すと痛いところを押す

血圧の変動によるもの
太渓《たいけい》：内くるぶしの後ろのくぼんだところを押す

参考 **中医学・薬膳のヒント** 気血両虚、痰湿、肝陽上亢、肝火上炎、腎虚

体の不調やトラブル

物忘れ・記憶力低下

脳は、骨の中にある「髄」が集まったものと考えられていて、「髄海《ずいかい》」と呼ばれています。

「髄」は精からできていると考えられているので、腎精《じんせい》（両親から受け継いだ先天の精と飲食物から得た水穀の精微からつくられる後天の精が結びつき、「腎」に蓄えられている精のこと）を養うことが大切です。

それ以外に、「気」「血」が不足したりきちんと巡らないことでも、物忘れや記憶力の低下につながります。

しっかりと睡眠をとって、疲れた体の機能を回復させましょう。

ウォーキングなど脳の血流を促すようなことをするのもおすすめです。

共通セルフケア SELF-CARE

1 しっかりと睡眠をとる

2 ウォーキングをする

3 よくかんで食事をする

くるみは脳にすごくいい

くるみは脳の形に近いので、「健脳《けんのう》（脳を活性化する）」にいいとされています。

食事やおやつに、積極的に取り入れていきましょう。ただし、くるみはカロリーが高いので、食べすぎに注意が必要です。くるみは良質な脂質が多く含まれますが、酸化しやすいので、開封後は早めに食べるようにします。

食事をするときはよくかんで食べることで脳の血流がよくなり、消化も助けるため、ぜひ実践してみてください。

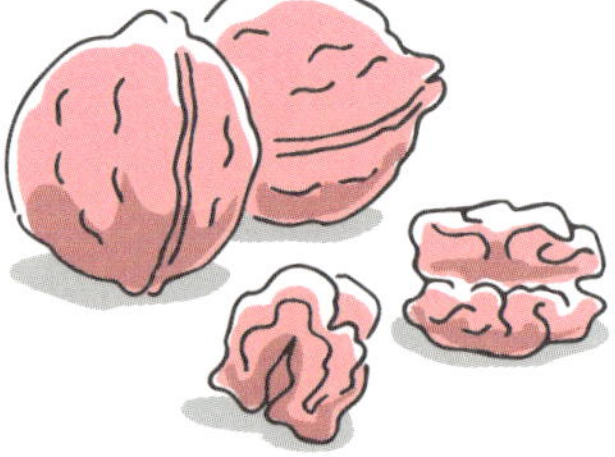

❶ 気虚《ききょ》タイプ

「気」が不足し、「気」「血」をつくれず、栄養が不足してしまうことで、物忘れ、記憶力低下につながる

症状 やる気が出ない、かぜをひきやすい、手足の冷え、食後すぐに眠くなる、胃下垂など

対策 「気」を補う → **基礎編** 気虚タイプ（40頁参照）

❷ 血虚《けっきょ》タイプ

「血」が足りないことで脳に栄養分が行き渡らず、物忘れ、記憶力低下につながる

症状 顔色が白っぽい、土気色っぽい、めまい、肌の乾燥、不眠、生理不順など

対策 「血」を補う ⟶ **基礎編** 血虚タイプ（45頁参照）

❸ 陰虚《いんきょ》タイプ

「陰液」が不足することで、脳を満たすことができず、物忘れ、記憶力低下につながる

症状 ほてり、のぼせ、皮膚や目の乾燥、寝汗、不眠など

対策 「陰液」を補う ⟶ **基礎編** 陰虚タイプ（51頁参照）

❹ 血瘀《けつお》タイプ

「血」が巡らないことで脳に栄養分が行き渡らず、物忘れ、記憶力低下につながる

症状 顔色が暗い・くすみ、しみ・そばかす、足の血管が浮き出る、生理不順、頭痛・肩こりなど

対策 「血」の巡りをよくする ⟶ **基礎編** 血瘀タイプ（46頁参照）

⑤水《すい》滞《たい》タイプ

ストレスなどで「脾」に負担がかかることで、水分代謝が悪くなり、痰ができてしまい、痰が「気」と一緒に逆上して物忘れ、記憶力低下につながる

症状 むくみ、体が重だるい・倦怠感、軟便・下痢しやすい、めまい・吐き気、アレルギーがあるなど

対策 「津液」の巡りをよくする ⟶ **基礎編** 水滞タイプ（52頁参照）

Ⅰ 心《しん》タイプ

「心」の栄養や潤いが不足し、精神活動や思考能力などの機能が低下してしまい、物忘れ、記憶力低下につながる

症状 動悸、不眠、物忘れ、夢が多い、精神不安など

対策 「心」の働きを助ける ⟶ **基礎編** 心（63頁参照）

Ⅱ 脾《ひ》タイプ

「脾」が「気」「血」「津液」をつくるが、「脾」が弱く、「気」「血」をつくることができないことで、脳に栄養分が行き渡らず、物忘れ、記憶力低下につながる

症状 食欲不振、疲れやすい、お腹が張る、食後に眠くなる、軟便、アザができやすいなど

対策 「脾」の働きを正常にする ⟶ **基礎編** 脾（67頁参照）

Ⅲ 腎《じん》タイプ

「腎」は生命の源となる「精」を貯蔵しているが、脳の働きは精によって機能している。加齢などで「腎」が衰えて「精」が不足すると、物忘れや記憶力につながる

症状 腰痛、足腰がだるい、耳の症状、老化が早い、むくみなど

対策 「腎」の働きを助ける

→ **基礎編** 腎（77頁参照）

RECOMMEND

栄養学 脳に必要な酸素と栄養素を十分行き渡らせることが大切。抗酸化作用のあるビタミンC、ビタミンEやIPA（EPA）やDHA、イチョウの葉に含まれるギンコライド、大豆レシチンが有効。

ビタミンE うなぎ、モロヘイヤ、アーモンド、ひまわり油など

ビタミンC 赤ピーマン、ブロッコリー、柿など、新鮮な野菜や果物

IPA、DHA さば、あじ、かつおなどの青魚

ツボ

加齢によるタイプ **太渓《たいけい》**：内くるぶしの後ろのくぼんだところを押す

血行不良タイプ **血海《けっかい》**：膝の皿の内側の角から指３本分上のところを押す

巡り停滞タイプ **豊隆《ほうりゅう》**：外くるぶしと膝の外の出っ張った骨（腓骨頭）を結んだ中間で、ややすね寄りの筋肉の溝を押す

余分な熱がこもるタイプ **合谷《ごうこく》**：親指と人差し指の間で骨がぶつかるところを押す

参考 **中医学・薬膳のヒント** 心脾両虚、血瘀、腎陰虚、痰濁擾心

体の不調やトラブル

口内炎

口内炎は、細菌などの感染、食べものといった物理的刺激、ストレスや疲れ、栄養不足など、原因はさまざまです。中医学では「熱」があることで口内炎ができると考えます。ストレスや辛いもの、アルコールなど、体を熱くするようなものを食べることで「湿」や「熱」が体にこもってしまい、口内炎になります。

また、生命エネルギーの源の「気」や体を潤す「陰液」が足りないことで、「熱」がこもっても口内炎となります。

あなたが余分な「熱」があるタイプか、潤いがないタイプかを見極めることが大切です。

共通セルフケア
SELF-CARE

1 脂っぽいもの、辛いもの、アルコールを控える
2 うがいをする
3 しっかり睡眠をとる

体を熱くする食べものを避ける

どのタイプも「熱」が原因なので、体を熱くするような脂っぽいもの、辛いもの、アルコールを控えます。

熱いものや硬いものは口内炎を刺激するので、少しぬるめにしたり、やわらかく煮たり、小さく刻むようにするといいでしょう。

うがいをして殺菌をしたり、こまめに水分をとると細菌の繁殖を抑えられます。緑茶は殺菌効果もあり、体の「熱」を取り除いてくれます。

長時間の入浴も体を温めることになるため、控えましょう。

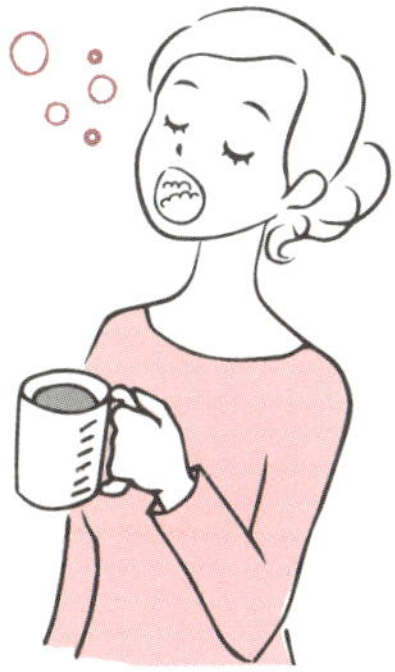

❶ 気《き》虚《きょ》タイプ

「気」が足りず、「熱」の発散がうまくできず、口内炎となる。疲れたり、旅行に行ったりするとできやすくなる。繰り返しできたり、治りにくいタイプ。

症状 やる気が出ない、かぜをひきやすい、手足の冷え、食後すぐに眠くなる、胃下垂など

対策 「気」を補う → **基礎編** 気虚タイプ（40頁参照）

❷ 陰虚《いんきょ》タイプ

体に潤いが足りないことで口内が乾燥して、口内炎ができる

症状 ほてり、のぼせ、皮膚や目の乾燥、寝汗、不眠など

対策 「陰液」を補う → **基礎編** 陰虚タイプ（51頁参照）

❸ 水滞《すいたい》タイプ

「湿」が溜まることで「熱」が発生してしまい、口内炎ができる

症状 むくみ、体が重だるい・倦怠感、軟便・下痢しやすい、めまい・吐き気、アレルギーがあるなど

対策 「津液」の巡りをよくする → **基礎編** 水滞タイプ（52頁参照）

❹ 熱《ねつ》（暑がり）タイプ

ストレスを感じたり、体を熱くするようなものを食べたりすることで、体に「熱」がこもり、口内炎ができる

症状 口渇、顔色が赤い、目が赤い、便秘、皮膚の炎症など

対策 体の余分な「熱」を取り除く → **入門編** 食性の寒涼性（21頁参照）
→ **基礎編** 熱タイプ（82頁参照）

Ⅰ 心《しん》タイプ

「心」は舌と関連しているので、思い悩んだりすると「熱」が発生して舌に影響し、口内炎ができる

症状 動悸、不眠、物忘れ、夢が多い、精神不安など

対策 「心」の働きを助ける

→ **基礎編** 心（63頁参照）

Ⅱ 脾《ひ》タイプ

「脾」は口と関連しているので、「脾」の働きがうまくいかず「熱」をこもらせてしまうと口に影響し、口内炎ができる

症状 食欲不振、疲れやすい、お腹が張る、食後に眠くなる、軟便、アザができやすいなど

対策 「脾」の働きを正常にする

→ **基礎編** 脾（67頁参照）

RECOMMEND

栄養学 粘膜を正常に保つビタミンA、粘膜を丈夫にするビタミンB群、細菌に対する抵抗力をアップするビタミンCが不足すると口内炎になりやすいといわれているので、これらのビタミンを積極的にとる。

ビタミンA うなぎ、レバー、緑黄色野菜など

ビタミンB群 玄米や全粒粉を使ったパン、豚肉、うなぎ、牡蠣など

ビタミンC 赤ピーマン、ブロッコリー、柿など新鮮な野菜や果物

ツボ

食べすぎ 中脘《ちゅうかん》：みぞおちとへそを結んだ線の中間を押す

疲れ 労宮《ろうきゅう》：こぶしを握って中指の先端があたるところを押す

胃の働きを助ける 手三里《てさんり》：肘を曲げたときにできるシワの外側から指３本手首側へ下がったところを押す

参考 中医学・薬膳のヒント　心火上炎、脾胃湿熱、気虚、陰虚火旺

体の不調やトラブル

かぜ（ひきはじめ）

症状が出たなと思ったら、すぐ対応するのがポイントです。時間が経ってしまうと、悪化してしまい、回復が遅れます。肺が外からくる邪気を体内に侵入しないようにしていますが、その働きがうまくいかなくなるとかぜの症状が出てきます。気虚タイプの人（基礎編 気虚タイプ：40頁参照）は「風寒」のかぜにかかりやすく、陰虚タイプの人（基礎編 陰虚タイプ：51頁参照）は「風熱」のかぜにかかりやすい傾向があります。

症状が出てすぐであれば、軽い運動やお風呂で汗を流すことで邪気を体外へ出すことができます。油っぽいもの、消化に時間がかかるものを食べると消化することにも「気」を消耗するので、消化のいいものを食べ、水分補給も忘れないようにします。緑茶は殺菌作用があるので、水分補給におすすめです。不摂生をするとかぜをひきやすくなるのは、体の機能が低下して免疫力が下がってしまうからです。日ごろから自分のウィークポイントとなっている部分を強化することで、かぜをひきにくい体をつくることができます。

共通セルフケア
SELF-CARE

1. しっかり睡眠をとる
2. 体を温める
3. 消化がいいものを食べる

かぜはひきはじめが肝心

中医学では日本でいう「かぜ」のことを感冒《かんぼう》といいます。外部から体に悪さをするものを邪気といい、「風邪《ふうじゃ》」「熱邪《ねつじゃ》」「寒邪《かんじゃ》」「暑邪《しょじゃ》」「湿邪《しつじゃ》」が体に入ってきて悪さをすることで、症状が出ます。「ぞくぞくする（悪寒《おかん》）、発熱がある」この2つの症状が出たときに次の症状から近いものを選んでください。

風寒のかぜ ぞくぞくする悪寒が強く発熱はそれほどではない、汗も出ず喉もあまり渇かない、鼻づまり、透明の鼻水、透明や白っぽい痰が出る⇒ねぎ、しょうが、しそ、香菜（パクチー）、わさびなど、体を温めて汗と一緒に邪気を外に出させる食材、体を温める温熱性の食材（**入門編** 食性の温熱性：21頁参照）がおすすめです。生もの、冷たい飲みもの、体を冷やす「寒涼性の食材」は控えましょう。

風熱のかぜ ひどい発熱で、ぞくぞくする悪寒が弱く汗が少し出て喉が渇き、痰は黄色でドロッとしている⇒薄荷（ミント）、菊花、葛根、桑の葉茶など体の余分な熱を冷ましつつ汗と一緒に邪気を外に出させる食材、体の余分な熱を冷ます食材（**基礎編** 熱タイプⒶ暑がり：82頁参照）がおすすめです。香辛料など、体を温める「温熱性の食材」は控えましょう。

暑湿のかぜ 熱があり少しぞくぞくする、頭や体が重だるい、汗は少ない、喉は渇くがあまり水分をとりたいと思わない。夏の時期、ジメジメした時期にひきやすいかぜ⇒はと麦

（妊娠初期の人は控える）、海藻、きゅうり、冬瓜などの瓜類や体の余分な熱を取り除く食材、湿を取り除く食材（基礎編 水滞タイプ：52頁参照）、消化器官の働きを整えて、水分代謝を助ける食材（基礎編 脾：67頁参照）がおすすめです。油っぽいもの、甘いものは「湿」を溜め込みやすくなるので控えましょう。

❶気虚《ききょ》タイプ

「気」は体を防衛する働きがあり、その「気」が不足することで、体内に外から入ってくる邪気（体に悪さをするもの）の侵入を防ぐことができなくなってしまう

症状 やる気が出ない、かぜをひきやすい、手足の冷え、食後すぐに眠くなる、胃下垂など

対策 「気」を補う → 基礎編 気虚タイプ（40頁参照）

❷水滞《すいたい》タイプ

「湿」があることで、症状が治りにくい。夏やジメジメした季節のかぜに多くみられる

症状 むくみ、体が重だるい・倦怠感、軟便・下痢しやすい、めまい・吐き気、アレルギーがあるなど

対策 「津液」の巡りをよくする → 基礎編 水滞タイプ（52頁参照）

❸寒《かん》（冷え）タイプ

体が冷えていることで風寒のかぜをひきやすい

症状 手足の冷え、顔色が青白い、温かいものを飲みたがる、軟便、下痢しやすい、尿量が多く、色が薄い

対策 体を温める

→ 入門編 食性の温熱性（21頁参照）

→ 基礎編 寒タイプ（80頁参照）

❹ 熱《ねつ》（暑がり）タイプ

体に「熱」と「湿」があることにより、邪気を外に発散にしにくくなる

症状 口渇、顔色が赤い、目が赤い、便秘、皮膚の炎症など

対策 体の余分な熱を取り除く

→ 入門編 食性の寒涼性（21頁参照）

→ 基礎編 熱タイプ（82頁参照）

Ⅰ 肺《はい》タイプ

肺の体の表面を守る防衛能力が落ちることで、症状が出る

症状 咳・痰が出やすい、肌のトラブル、かぜをひきやすい、呼吸しづらい、鼻の症状など

対策 肺の働きを助けたり、潤す

→ 基礎編 肺（72頁参照）

RECOMMEND

栄養学 免疫力を高めるビタミンC、喉や鼻の粘膜を保護や強化するビタミンAをとりましょう。

ビタミンA うなぎ、レバー、緑黄色野菜など

ビタミンC 赤ピーマン、ブロッコリー、柿など新鮮な野菜や果物

ツボ

悪寒 大椎《だいつい》：下を向くと出る首の付け根の骨の下を押す

悪寒・咳 風門《ふうもん》：下を向くと出る首の付け根の骨から骨の出っ張りを２つ下がり、指２本分外にいったところを押す

咳・息苦しい 中府《ちゅうふ》：鎖骨の外端下にあるくぼみを押す

参考 **中医学・薬膳のヒント** 風寒、風熱、暑湿

体の不調やトラブル

のどが痛い・咳

咳は呼吸の働きを担っている肺に最も関係しています。肺の外部からくる邪気から体を守る力が落ちてしまい、かぜや空気の乾燥など、外からくるものが原因で起こる場合と、肺や腎の働きが弱ることで、痰や熱などが出て起こる場合とがあります。邪気からくる咳は次の3種類です。

風寒の咳 痰が絡むような重い咳、透明の水っぽい痰や白っぽい痰、頭痛、体がぞくぞくする⇒ **応用編** 風寒のかぜ（137頁参照）。咳止めにいい食材は、かぶ、あんず

風熱の咳 頻繁で激しい咳、飲み込むときにひどく傷む、声がかれる、痰は出にくい、黄色でドロッとしている⇒ **応用編** 風熱のかぜ（137頁参照）。咳止めにいい食材は、大根、びわの葉茶、梨、カモミール

風燥の咳 喉の乾燥、から咳、長引く咳、痰はないか、あっても少ない⇒「陰液」を補う食材⇒ **基礎編** 陰虚タイプ（51頁参照）がおすすめ。咳止めにいい食材は、はちみつ、かりん。香辛料や刺激物、アルコールといった体を熱くする食材は、水分を出してしまうので控える。

共通セルフケア SELF-CARE

1 うがいをする

2 こまめに喉を潤す（乾燥の防ぐ）

3 刺激物をとらない

喉を潤しておくのがポイント

風寒、風熱、風燥の咳以外には、体の体液が少なくなり、喉が乾燥して起こる陰虚の咳や「気」の巡りが悪く「気」が逆上《ぎゃくじょう》して起こる気逆の咳があります。陰虚タイプは日ごろから「陰液」をつくる食材を多くとるようにして、風燥の咳と同じく、香辛料や刺激物、アルコールといった体を熱くする食材は水分が出てしまうので控えましょう。気逆タイプは大根、びわの葉茶、玉ねぎがおすすめです。大根のすりおろしもおすすめです。

はちみつはのどや肺を潤し、殺菌作用もあり、どのタイプも使えます（1歳未満のお子さんには使わないでください）。梨は咳のときによく使われる食材です。火を通したほうが肺を潤す作用が強くなります。痰の多い咳、声枯れにもいいです。梨は実よりも皮のほうがより効果が高いので、皮も一緒に火を通しましょう。

うがいをして、菌を洗い流し、喉を潤して乾燥を防ぎましょう。のどを刺激するものはどのタイプも控えます。早く休むことで「気」の消耗を少なくして、「気」で邪気を取り除いたり、臓腑の働きを回復させることで早く回復します。

❶ 気虚《ききょ》タイプ

「気」が不足し、防衛機能が低下したり、呼吸機能が低下してしまうことで咳となる

症状 やる気が出ない、かぜをひきやすい、手足の冷え、食後すぐに眠くなる、胃下垂など

対策 「気」を補う → 基礎編 気虚タイプ（40頁参照）

❷陰虚《いんきょ》タイプ

体に必要な水分が足りず、喉が乾燥することで、咳となってしまう

症状 ほてり、のぼせ、皮膚や目の乾燥、寝汗、不眠など

対策 「陰液」を補う → 基礎編 陰虚タイプ（51頁参照）

❸気滞《きたい》タイプ

「気」がうまく巡ることができず、逆上《ぎゃくじょう》してしまい咳となる。常に喉に痰が引っかかったような感じがして、痰を出しにくく感じる

症状 イライラ、怒りやすい、ストレスを感じる、頭痛・肩こり、ゲップ・ガス・しゃっくりが多い、喉につかえた感じなど

対策 「気」の巡りをよくする → 基礎編 気滞タイプ（41頁参照）

❹水滞《すいたい》タイプ

体の余分な水分があり、体が冷えてしまったり、逆に熱をこもらせてしまうことがある。痰の絡むような咳の原因となる

症状 むくみ、体が重だるい・倦怠感、軟便・下痢しやすい、めまい・吐き気、アレルギーがあるなど

対策 「津液」の巡りをよくする → 基礎編 水滞タイプ（52頁参照）

❺寒《かん》（冷え）タイプ

体が冷えて水分代謝が悪く、痰の絡むような咳が出る。痰は白っぽく、朝や食後に多くなる

症状 手足の冷え、顔色が青白い、温かいものを飲みたがる、軟便、下痢、尿量が多く、色が薄い

対策 体を温める

→ **入門編** 食性の温熱性（21頁参照）

→ **基礎編** 寒タイプ（80頁参照）

❻熱《ねつ》（暑がり）タイプ

体に熱があることで余分な水分を痰に変え、痰が絡むような咳が出る。痰は黄色っぽく、ドロッとしている

症状 口渇、顔色が赤い、目が赤い、便秘、皮膚の炎症など

対策 体の余分な熱を取り除く

→ **入門編** 食性の寒涼性（21頁参照）

→ **基礎編** 熱タイプ（82頁参照）

Ⅰ肝《かん》タイプ

「気」の巡りをつかさどる「肝」の働きがうまくいかず、「気」の巡りが逆上《ぎゃくじょう》してしまうことで咳となってしまう

症状 イライラ、足がつる、目の症状、頭痛・肩こりなど張るような痛み、ストレスで悪化など

対策 肝の働きを助ける → 基礎編 肝（59頁参照）

Ⅱ 脾《ひ》タイプ

「脾」の働きが弱く、水分代謝をうまくできないことで痰を発生させてしまう

症状 食欲不振、疲れやすい、お腹が張る、食後に眠くなる、軟便、アザができやすいなど

対策 脾の働きを正常にする → 基礎編 脾（67頁参照）

Ⅲ 肺《はい》タイプ

「肺」の体の表面を守る防衛能力が落ちることで症状が出る。「脾」でできた痰は肺に溜まってしまう

症状 咳・痰が出やすい、肌のトラブル、かぜをひきやすい、呼吸しづらい、鼻の症状など

対策 肺の働きを助けたり、潤す → 基礎編 肺（72頁参照）

RECOMMEND

栄養学 のどの粘膜を保護する働きがあるビタミンAやウイルス・細菌によるのどや咳には、抗酸化作用や免疫力をアップするビタミンCがいいです。また栄養補給や水分補給も大切です。

ビタミンA うなぎ、レバー、緑黄色野菜など

ビタミンC 赤ピーマン、ブロッコリー、柿など新鮮な野菜や果物

ツボ

のどが痛い・首が張る 扶突《ふとつ》：喉仏と同じ高さで、顔を横に向けたときに、首筋に斜めに出る筋肉を押す

呼吸器疾患に 肺兪《はいゆ》：下を向くと出る首の付け根の骨から骨の出っ張りを3つ下がり、指2本分外にいったところを押す

のどがイガイガする 天突《てんとつ》：左右の鎖骨の内側で最もくぼんだところを押す

参考 **中医学・薬膳のヒント** 風寒犯肺、風熱犯肺、風燥犯肺、肝火犯肺、痰湿、痰熱、肺陰虚

COLUMN

●かぜやのど痛、咳の民間療法

風寒のかぜやのど痛、咳に

きんかんはちみつ きんかんが体を温めて痰を取り除いてくれます。またはちみつが咳を止めてくれます。さらに生姜を加えることで体をより温めてくれるので、効果がアップします。

風熱のかぜやのど痛、咳に

大根はちみつ 大根は体を冷やし、発熱や炎症の熱を取り除いてくます。熱で奪われた水分をはちみつで潤して咳や痰を解消します。

れんこんのすりおろし汁 喉の渇きを止めて、肺を潤してくれます。のどの炎症を抑えてくれます。

風燥ののど痛、咳に

梨と生姜とはちみつ 梨は体を冷やすので、生姜を少し加えて体を冷やしすぎないようにします。梨、はちみつは咳止めの効果があります。

レモンはちみつ レモンは喉の渇きを潤すので、はちみつと合わせると相乗効果で喉の乾燥を防ぎます。

体の不調やトラブル

花粉症

共通セルフケア
SELF-CARE

1 水分のとりすぎに注意

2 脂っぽいもの、辛いもの、甘いものを控える

3 しっかり睡眠をとる

花粉症を発症する要因は、生命エネルギーの源の「気」が足りず、呼吸機能が低下し、免疫力が低下すること、「脾」「肺」「腎」の機能が低下して体に余分な水分である「湿」があることです。原因を突き詰めて体質を改善することで、花粉症の症状を軽減することができます。

水っぽい鼻水が出たり、くしゃみが出るような症状が出ているときは体を温めるようにします。シナモン紅茶、しそ茶などがおすすめです。

のどが渇いたり、黄色やドロッとした鼻水、目のかゆみや充血、微熱が出るような症状が出ているときは、体の余分な「熱」を取り除くようにします。緑茶や菊花茶などがおすすめです。

症状にあわせて対策しましょう。

水分をとりすぎないようにする

水分をとりすぎると、「湿」が溜まりやすく、花粉症の症状が出やすくなります。「湿」を溜め込みやすくする脂っぽいものや甘いものを控え、辛いものなど刺激物を控えることも症状緩和に効果的です。

❶ 気虚《ききょ》タイプ・陽虚《ようきょ》タイプ

「気」が足りず、防衛する力（免疫力）が低下することで、花粉症を発症する。また体を温める力がなく体が冷えていると、水分を発散することができず花粉症を発症する

症状 やる気が出ない、かぜをひきやすい、手足の冷え、食後すぐに眠くなる、胃下垂など

対策 「気」を補う → **基礎編** 気虚タイプ（40頁参照）

❷ 水滞《すいたい》タイプ

「湿」が溜まることで「寒」「熱」を発生してしまい、花粉症が発症する。症状として鼻水やまぶたの腫れなどがある

症状 むくみ、体が重だるい・倦怠感、軟便・下痢をしやすい、めまい・吐き気、アレルギーがあるなど

対策 「津液」の巡りをよくする → **基礎編** 水滞タイプ（52頁参照）

❸寒《かん》（冷え・陽虚《ようきょ》）タイプ

体を温める「気」が少ないなど、体が冷えることで余分な水分を代謝することができず、鼻水など花粉症の症状が出る

症状 手足の冷え、顔色が青白い、温かいものを飲みたがる、軟便、下痢をしやすい、尿量が多く色が薄い

対策 体を温める → **入門編** 食性の温熱性（21頁参照）
→ **基礎編** 陽虚タイプ（40頁参照）・寒タイプ（80頁参照）

❹熱《ねつ》（暑がり）タイプ

「湿」と「熱」により黄色やどろっとした鼻水、目の充血といった花粉症の症状が出る

症状 口渇、顔色が赤い、目が赤い、便秘、皮膚の炎症など

対策 体の余分な「熱」を取り除く → **入門編** 食性の寒涼性（21頁参照）
→ **基礎編** 熱タイプ（82頁参照）

Ⅰ脾《ひ》タイプ

消化器官が弱ると水分代謝が悪くなり、花粉症を発症する

症状 食欲不振、疲れやすい、お腹が張る、食後に眠くなる、軟便、アザができやすいなど

対策 「脾」の働きを正常にする → **基礎編** 脾（67頁参照）

Ⅱ 肺《はい》タイプ

「肺」の防衛機能（免疫力）が弱り、花粉症を発症する。「肺」は鼻に関連しているので、鼻やのどの症状が出る

症状 咳・痰が出やすい、肌のトラブル、かぜをひきやすい、呼吸しづらい、鼻の症状など

対策 「肺」の働きを助けたり、潤す

→ **基礎編** 肺（72頁参照）

Ⅲ 腎《じん》タイプ

「腎」が弱ることで体を温めることができず、冷えて水分代謝がうまくいかなくなり、花粉症を発症する

症状 腰痛、足腰がだるい、耳の症状、老化が早い、むくみなど

対策 「腎」の働きを助ける

→ **基礎編** 腎（77頁参照）

RECOMMEND

栄養学 免疫機能を整えるビタミンB6、アレルギー症状を抑えるビタミンCをとる。アレルギー症状を軽減するIPA（EPA）、DHA、α-リノレン酸、カテキンもいい。ヨーグルト、発酵食品などで腸内細菌を整えて免疫力を高める。たんぱく質をとりすぎるとアレルギーを起こしやすくなる。

ビタミンB6 まぐろ、さんま、さけ、鶏ささみ、にんにくなど

ビタミンC 赤ピーマン、ブロッコリー、柿など新鮮な野菜や果物

IPA、DHA さば、あじ、かつおなどの青魚

α-リノレン酸 しそ油、亜麻仁《あまに》油など

カテキン 緑茶、ウーロン茶など

ツボ

鼻水・鼻づまり 迎香《げいこう》：小鼻の横でほうれい線のはじまるところを押す

充血・のどの痛み 合谷《ごうこく》：親指と人差し指の間で骨がぶつかるところを押す

目のかゆみ 攢竹《さんちく》：眉頭《まゆがしら》で押すとやや凹みがあるところを押す

参考 **中医学・薬膳のヒント** 肺気虚、脾気虚、脾胃湿熱、腎陽虚（症状が出ているとき：風寒、風熱）

体の不調やトラブル

夏バテ

夏バテは、❶汗が出ることで「気」「津液」が消耗する、❷冷たいものの食べすぎ、飲みすぎや冷房などで消化器官を冷やしてしまい、食欲の低下や水分代謝が悪くなるといったことから不調を起こします。本来、夏は汗と一緒に体の「熱」を発散させて体温の調整をしますが、冷房の中にいると汗を出さず、体に余分な「熱」が残ることで冷たいものがほしくなり、結果、食欲不振といった症状が出てしまいます。

共通セルフケア
SELF-CARE

1 バランスのいい食事

2 水分補給

3 しっかり睡眠をとる

冷たいもののとりすぎに注意する

食欲がなくても、主食、主菜、副菜をそろえてバランスよく食べましょう。食欲がない場合は香味野菜やスパイスなど食欲を増進するようなものをうまく使うのもおすすめです。水分補給はとても大切ですが、冷たい飲み物で補給するのは控えましょう。舌の苔が白く厚い場合は水分代謝がうまくいっていないので、水分をとりすぎると症状が悪化します。

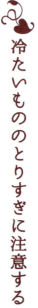

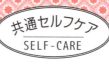

❶ 気虚《ききょ》タイプ

汗と一緒に「気」も出ていき、疲れやすく、元気が出ない。また冷たいものなどで消化器官が弱り、食欲がなくなることで「気」をつくれず、疲れやすくなる

症状 やる気がでない、かぜをひきやすい、手足の冷え、食後すぐに眠くなる、胃下垂など

対応 「気」を補う → **基礎編** 気虚タイプ（40頁参照）

❷ 陰虚《いんきょ》タイプ

汗がたくさん出ることで、陰液が不足してしまう

症状 ほてり、のぼせ、皮膚や目の乾燥、寝汗、不眠など

対応 「陰液」を補う → **基礎編** 陰虚タイプ（51頁参照）

❸ 水滞《すいたい》タイプ

冷たいものや冷房などで、消化器官の働きが悪くなることで水分代謝が低下してしまい、体に余分な水分が溜まってしまう

症状 むくみ、体が重だるい・倦怠感、軟便・下痢しやすい、めまい・吐き気、アレルギーがあるなど

対応 「津液」の巡りをよくする → **基礎編** 水滞タイプ（52頁参照）

❹ 寒《かん》（冷え）タイプ

冷たいものや冷房などで体が冷えてしまい、消化器官の働きが悪くなることで不調が出る

症状 手足の冷え、顔色が青白い、温かいものを飲みたがる、軟便、下痢しやすい、尿量が多く、色が薄い

対応 体を温める → **入門編** 食性の温熱性 （21頁参照）
→ **基礎編** 寒タイプ （80頁参照）

❺ 熱《ねつ》（暑がり）タイプ

体に「熱」がこもり、冷たい水分をとることで消化器官を弱らせてしまい、疲れやすくなる

症状 口渇、顔色が赤い、目が赤い、便秘、皮膚の炎症など

対策 体の余分な「熱」を取り除く
→ **入門編** 食性の寒涼性 （21頁参照）
→ **基礎編** 熱タイプ （82頁参照）

Ⅰ 脾《ひ》タイプ

冷たい食べものや飲みものをとりすぎてしまい、消化器官が冷えることで働きが悪くなり、水分代謝が低下する

症状 食欲不振、疲れやすい、お腹が張る、食後に眠くなる、軟便、アザができやすいなど

対応 脾の働きを正常にする → **基礎編** 脾 （67頁参照）

RECOMMEND

栄養学 夏バテはビタミンB_1の不足で起こるとされています。ビタミンB_1をとること、また食欲がなくたんぱく質、ビタミン、ミネラルなどの栄養が不足していることもあるので、少量でもバランスよく食べるようにしましょう。

ビタミンB_1 豚肉、うなぎ、ぶり、大豆、玄米など

ツボ

食欲不振 **中脘《ちゅうかん》**：みぞおちとへそを結んだ線の中間を押す

力が出ない **関元《かんげん》**：へそから指４本分下がったところを押す

胃の働きを助ける **足三里《あしさんり》**：膝のお皿の下、外側のくぼみから指４本分下で小指があたるところ を押す

参考 **中医学・薬膳のヒント** 気虚、陰虚、湿邪、暑邪

消化器官の不調やトラブル

胃もたれ

気虚タイプや寒タイプの人は、もともと消化機能が弱いことが多く、少し食べただけでもお腹いっぱいになったり、なかなか消化ができず、次の食事がたくさん食べられないということがあります。よくかんで消化を助けるとともに、日ごろからしっかり睡眠をとり、体を冷やさず、気を補う食材を取り入れてください。

ストレスがある気滞タイプの人も消化機能が低下します。食べることではなく、体を動かすことでストレスを発散させ、同時に「気」の巡りをよくしましょう。

水滞タイプの人は、ひどくなるとすっぱいものがこみあげてきたり、嘔吐します。「気」の巡りも悪くなるので余分な水分を取り除き、「気」の巡りをよくする食材を一緒にとりましょう。

熱タイプの人は辛いもの、甘いもの、脂っこいものを食べすぎると悪化してしまうので、控えましょう。食事を減らしたり、食べた分運動して、体重をキープしましょう。

共通セルフケア SELF-CARE

1 よくかんで食べる

2 ゆっくり時間をかけて食事する

3 食べすぎた場合は、次回控えめにして食事量を調整する

消化器官を整える

食べすぎ、胃もたれがあるときは量を調整し、消化のいいものをとります。

油っぽいものや甘いもの、冷たいものは体に「湿」を溜めやすく、消化器官に負担がかかるので控えます。大根は消化を助けますが、涼性なので冷えやすい人や冬の季節は量を調整したり温めて食べましょう。

肉の食べすぎ 山楂子《さんざし》（ドライフルーツ屋などにスティックのものがある）を食べる。山楂子のスティックは砂糖がかなり使ってあるので、食べすぎに注意する

でんぷんの食べすぎ 麦芽（麦芽粉末や麦芽を使った飲料など）をとる。とりすぎには注意する

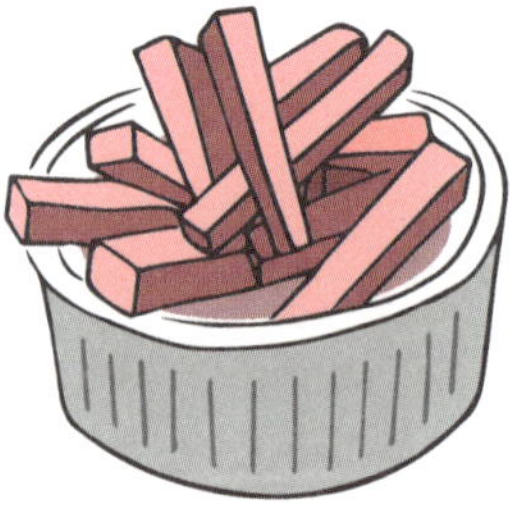

❶ 気虚《ききょ》タイプ

「気」が不足していることで、少し食べただけでも消化する能力が足りなくなる

症状 やる気が出ない、かぜをひきやすい、手足の冷え、食後すぐに眠くなる、胃下垂など

対策 「気」を補う → **基礎編** 気虚タイプ（40頁参照）

❷ 気滞《きたい》タイプ

「気」の巡りが悪くなることで、「胃」の消化機能が弱くなる

症状 イライラしたり怒りっぽい、ストレスを感じる、頭痛、ゲップ・ガス・しゃっくりが多い、喉につかえた感じなど

対策 「気」の巡りをよくする → **基礎編** 気滞タイプ（41頁参照）

❸ 水滞《すいたい》タイプ

水分代謝が悪く、「脾」に負担がかかっていることで、消化機能が低下してしまう

症状 むくみ、体が重だるい・倦怠感、軟便・下痢しやすい、めまい・吐き気、アレルギーなど

対策 「津液」の巡りをよくする → **基礎編** 水滞タイプ（52頁参照）

❹ 寒《かん》（冷え）タイプ

体が冷えることで臓腑の働きが低下して、消化機能も低下してしまう

症状 手足の冷え、顔色が青白い、温かいものを飲みたがる、軟便、下痢、尿量が多く色が薄い

対策 体を温める
→ **入門編** 食性の温熱性（21頁参照）
→ **基礎編** 寒タイプ（80頁参照）

Ⅰ 肝《かん》タイプ

「肝」が「気」の巡りをうまくできず、「胃」に負担がかかることで消化機能が低下してしまう

症状 イライラ、足がつる、目の症状、頭痛・肩こりなど張るような痛み、ストレスで悪化など

対策 肝の働きを助ける

→ **基礎編** 肝（59頁参照）

Ⅱ 脾《ひ》タイプ

消化機能が弱っており、消化能力を超すと下痢になり、未消化物が混じる

症状 食欲不振、疲れやすい、お腹が張る、食後に眠くなる、軟便、アザができやすいなど

対策 「脾」の働きを正常にする

→ **基礎編** 脾（67頁参照）

RECOMMEND

栄養学

糖質の代謝に関わるビタミンB1、糖質、たんぱく質、脂肪の代謝に関わるビタミンB2を多くとるようにする。また、消化酵素を取り入れるのもおすすめ。酵素は熱に弱く、50～70℃で熱されるとほとんど失活してしまうので、大根おろしのように火を通さずに食べる。

ビタミンB1 豚肉、うなぎ、ぶり、大豆、玄米など

ビタミンB2 レバー、さば、さんま、牛乳、納豆など

プロテアーゼ（たんぱく質分解酵素） キウイ、パパイヤ、いちじく、パイナップルなど

アミラーゼ（でんぷん分解酵素） 大根、かぶ、キャベツ、山芋など

リパーゼ（脂肪分解酵素） 納豆・味噌といった発酵食品

ツボ

胃痛 **中脘《ちゅうかん》**:みぞおちとへそを結んだ線の中間を押す

胃もたれ

不容《ふよう》:みぞおちの中央から指３本分外の、肋骨とぶつかったところを押す

胃の働きを助ける

足三里《あしさんり》：膝のお皿の下、外側のくぼみから指４本分下へいったところを押す

参考 **中医学・薬膳のヒント** 食積、脾気虚、肝胃不和、肝脾不和、痰湿

消化器官の不調やトラブル

食欲がない

共通セルフケア
SELF-CARE

1 規則正しい生活をする

2 しっかり睡眠をとる

3 ストレスを溜めない

食欲がなくなる原因は、暴飲暴食、アルコールの飲みすぎ、身体的・精神的ストレス、運動不足などがあげられます。思いあたることがあれば、解消するようにしましょう。

また、思い悩むことが続く、便秘ということでも起こることがあります。

まずは規則正しい生活と食事、しっかり睡眠をとって体調を整えます。

消化器官（脾胃《ひい》）を健康に保つ

消化器にあたる「脾胃《ひい》」が健康になることを考えて、原因にあわせて対策をします。

アルコールは寒熱が偏り、水滞になりやすいので控えましょう。

「脾」が弱いタイプの人は、火を通してよくかんで食べるように心がけます。

胃がムカムカするとか灼熱感があるといった、「胃」に「熱」があるタイプの人は香辛料などを控えましょう。

食べすぎでも食欲不振になるので、その場合は「胃もたれ」（153頁）を参照してください。

脾胃が冷えたり、余分な水分が溜まって食欲不振の場合は、火を通して温かく消化のいい食べものをとってください。

ストレス（182頁参照）があると、「肝」が「気」の巡りをうまくできず「脾」に負担がかかる（五行の相克の過剰：入門編 19頁参照）ことでも、食欲不振になります。

便秘気味の人は便が出ないことで食欲がないこともあるので、便秘を解消しましょう。

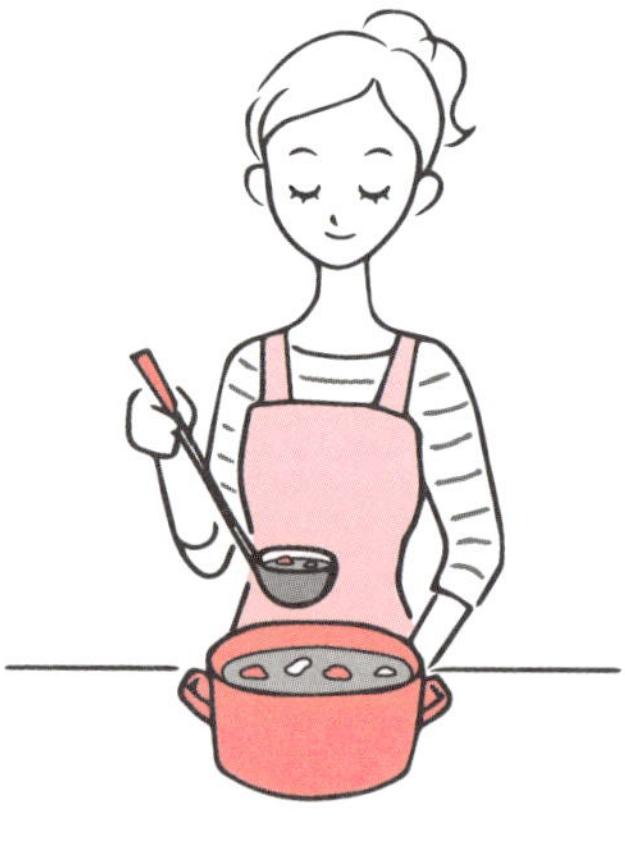

❶ 気虚《ききょ》タイプ

症状 「気」が不足していることで、消化する能力が弱く食欲がなくなる
やる気が出ない、かぜをひきやすい、手足の冷え、食後すぐに眠くなる、胃下垂など

対策 「気」を補う → **基礎編** 気虚タイプ（40頁参照）

❷ 気滞《きたい》タイプ

症状 ストレスなどで「気」の巡りがうまくいかず、「脾」「胃」に負担がかかり食欲がなくなる
イライラ、怒りやすい、ストレスを感じる、頭痛・肩こり、ゲップ・ガス・しゃっくりが多い、喉につかえた感じなど

対策 「気」の巡りをよくする → **基礎編** 気滞タイプ（41頁参照）

❸ 水滞《すいたい》タイプ

症状 余分な水分があることで「脾」に負担がかかり、消化機能が低下して食欲がなくなる
むくみ、体が重だるい・倦怠感、軟便・下痢、めまい・吐き気、アレルギー、胃のあたりがチャプチャプするなど

対策 「津液」の巡りをよくする → **基礎編** 水滞タイプ（52頁参照）

❹ 寒《かん》（冷え）タイプ

消化器官（脾胃）が冷えて消化ができなくなってしまい、食欲不振になる。冷えにより水分

代謝も悪くなる

症状 手足の冷え、顔色が青白い、温かいものを飲みたがる、軟便・下痢、尿量が多く、色が薄い

対策 体を温める

→ **入門編** 食性の温熱性（21頁参照）

→ **基礎編** 寒タイプ（80頁参照）

⑤熱《ねつ》（暑がり）タイプ

暴飲暴食で食べものが消化できず、「胃」に「熱」がこもってしまい、消化機能が弱まる

症状 口渇、顔色が赤い、目が赤い、便秘、皮膚の炎症

対策 体の余分な「熱」を取り除く

→ **入門編** 食性の寒涼性（21頁参照）

→ **基礎編** 熱タイプ（82頁参照）

Ⅰ 肝《かん》タイプ

ストレスにより「肝」が「気」の巡りをうまくできず、「胃腸」の働きを弱めてしまい、食

RECOMMEND

栄養学 ビタミンB群、特にエネルギー代謝や疲労回復に必要なビタミンB_1、B_2を積極的にとること、バランスよく消化のいいものを食べることが大切。あわせて疲労物質の乳酸の生成を抑えるクエン酸をとると効果的。クエン酸を含む柑橘類や酢を味つけなどにうまく使うといい。ねぎなどの香味野菜はビタミンB_1の吸収を促進し、食欲を増進する。

ビタミンB群 玄米や全粒粉を使ったパン、豚肉、うなぎ、牡蠣など

アリシンの多いにんにくや玉ねぎなどと一緒にとると、糖質の代謝や疲労回復にいいとされるビタミンB_1の吸収がよくなる

クエン酸 果物、食酢など

ツボ

胃もたれ・胃痛

中脘《ちゅうかん》：みぞおちとへそを結んだ線の中間を押す

胃の働きを助ける

足三里《あしさんり》：膝のお皿の下、外側のくぼみから指4本分下へいったところを押す

お腹の冷えを伴う

脾兪《ひゆ》・胃兪《いゆ》：肩甲骨の下端を結ぶラインにある背骨から骨を4つ下がったところの指2本分外にあるのが脾兪。そこからさらに骨1つ下がったところ、ちょうど胃の裏あたりが胃兪になる。ここを押す

参考 **中医学・薬膳のヒント** 脾気虚、胃熱、肝気犯胃、肝脾不和、寒湿困脾、脾胃湿熱、食積

欲不振につながる

症状 イライラ、足がつる、目の症状、頭痛・肩こりなど張るような痛み、ストレスで悪化など

対策 「肝」の働きを助ける

→ **基礎編** 肝（59頁参照）

Ⅱ 脾《ひ》タイプ

「脾」が弱まること、消化機能が低下して食欲がなくなる

症状 食欲不振、疲れやすい、お腹が張る、食後に眠くなる、軟便、アザができやすいなど

対策 「脾」の働きを正常にする

→ **基礎編** 脾（67頁参照）

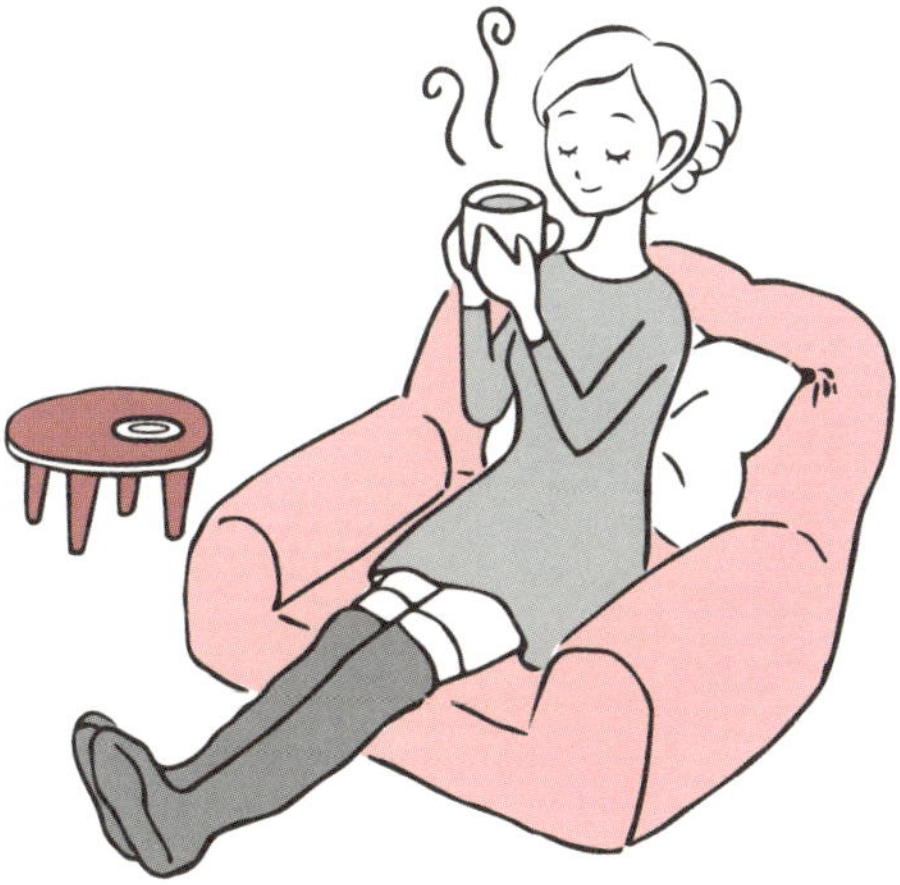

消化器官の不調やトラブル

胃痛

胃の急な痛みの原因は、暴飲暴食や冷えからくることが多く、精神的ストレスや疲労が溜まっている人、もともと胃腸が弱い人は、慢性的な胃痛が多くみられます。

食後に痛みが軽減する場合は「虚」にあたる場合が多いため、「気」「陰液」など、足りないものを補いましょう。どの場合も「胃」に負担をかけないような消化のいいものを、細かく刻んで火を通し、温かいものを中心に薄味にして食べるようにします。ストレスなどで「肝」が「気」の巡りをうまくできず、「脾」に負担がかかり（五行の相克の過剰 入門編 19頁参照）、胃痛となることがあります。その場合、「脾」の働きを助け、「肝」の機能を正常に戻します。

共通セルフケア SELF-CARE

1 消化のいいものを食べる

2 冷たいものを控える

3 よくかんで食べる

4 ストレスを溜めない

香辛料など、刺激物を避ける

香辛料や冷たいもの、生もの、アルコール、カフェインの多い飲みもの、食物繊維が多いもの、酸味が強いものなどは控えます。またよくかんで食べることで消化への負担を軽減することができます。食べすぎによる胃痛もありますが、その場合は食事を控えめにして、消化を助ける大根おろしなどを食べるようにします（153頁の「胃もたれ」参照）。

❶気虚《ききょ》タイプ・陽虚《ようきょ》タイプ

「気」が不足することで消化器官の働きが悪くなり、「気」の温める働きが弱まり、「胃」が冷えてしまい、胃痛となる

症状 やる気が出ない、かぜをひきやすい、手足の冷え、食後すぐに眠くなる、胃下垂など

対策 「気」を補う → **基礎編** 気虚タイプ（40頁参照）

❷陰虚《いんきょ》タイプ

胃痛が長期にわたることで熱が発生してしまい、陰液を損傷してしくしくとした痛みとなる

症状 ほてり、のぼせ、皮膚や目の乾燥、寝汗、不眠など

対策 「陰液」を補う → **基礎編** 陰虚タイプ（51頁参照）

❸気滞《きたい》タイプ

ストレスなどで「気」の巡りが悪くなることで、「胃」の働きが乱れてしまい、胃痛となる

症状 イライラ、怒りやすい、ストレスを感じる、頭痛・肩こり、ゲップ、ガス、しゃっくりが多い、喉につかえた感じなど

対策 「気」の巡りをよくする → **基礎編** 気滞タイプ（41頁参照）

④血瘀《けつお》タイプ

「血」の巡りが悪くなることで、針で刺すような痛みとなる。食後に痛みが激しく、また夜間も痛くなる

症状 顔色が暗い・くすみ、しみ・そばかす、足の血管が浮き出る、生理不順、頭痛・肩こりなど

対策 「血」の巡りをよくする → **基礎編** 血瘀タイプ（46頁参照）

⑤寒《かん》（冷え・陽虚《ようきょ》）タイプ

食生活の乱れ、過労、急病などで消化器官が冷えてしまうことで、しくしくとした胃痛が起こる

症状 手足の冷え、顔色が青白い、温かいものを飲みたがる、軟便、下痢しやすい、尿量が多く色が薄い

対策 体を温める → **入門編** 食性の温熱性（21頁参照）
→ **基礎編** 陽虚タイプ（40頁参照）・寒タイプ（80頁参照）

⑥熱《ねつ》（暑がり）タイプ

体内に熱が発生して、酸っぱいものがこみあげ、胃が灼けるように痛くなる

症状 口渇、顔色が赤い、目が赤い、便秘、皮膚の炎症など

対策　体の余分な「熱」を取り除く
→ 入門編　食性の寒涼性（21頁参照）
→ 基礎編　熱タイプ（82頁参照）

Ⅰ 肝《かん》タイプ

「肝」が「気」の巡りをうまくコントロールできず、「胃」に負担をかけてしまい胃痛となる

症状　イライラ、足がつる、目の症状、頭痛・肩こりなど張るような痛み、ストレスで悪化など

対策　「肝」の働きを助ける
→ 基礎編　肝（59頁参照）

Ⅱ 脾《ひ》タイプ

「脾」が弱り、冷えていることで、「胃」も冷えて働きが悪くなってしまい胃痛となる

症状　食欲不振、疲れやすい、お腹が張る、食後に眠くなる、軟便、アザができやすいなど

対策　「脾」の働きを正常にする
→ 基礎編　脾（67頁参照）

RECOMMEND

栄養学　胃の粘膜保護や再生に必要なビタミンA、C、E、Uをとる。また、長芋、里芋、おくらなどに含まれるネバネバ成分なども、胃の粘膜保護に役立つとされている。

ビタミンA　うなぎ、レバー、緑黄色野菜など

ビタミンE　うなぎ、モロヘイヤ、アーモンド、ひまわり油など

ビタミンC　赤ピーマン、ブロッコリー、柿など新鮮な野菜や果物

ビタミンU　キャベツ、レタスなど

ツボ

胃が張って痛む　中脘《ちゅうかん》：みぞおちとへそを結んだ線の中点を押す

胃の働きを助ける　足三里《あしさんり》：膝のお皿の下、外側のくぼみから指４本分下へいったところを押す

食べ過ぎ　合谷《ごうこく》：親指と人差し指の間で骨がぶつかるところを押す

参考　**中医学・薬膳のヒント**　寒邪客胃、飲食停滞、肝気犯胃、肝胃鬱熱、脾胃虚寒、胃陰虧虚、血瘀

消化器官の不調やトラブル

二日酔い

飲みすぎや二日酔いのときは、「肝」と「脾」に負担がかかります。そんなときは、「肝」を助ける食材のうなぎ、「脾」を助ける余分な水分を取り除く緑豆もやしや海藻類がおすすめ。

日本でいうウコンは、「肝」機能の働きを高め、体を温めるものなので、冷えタイプの人におすすめです。熱タイプの人は、香辛料のターメリック（中国でいうウコン）を使いましょう。翌朝の味噌汁やスープ、飲みものに入れるとスッキリします。翌日も水やお茶などでしっかり水分補給をしましょう。酒の解毒を助ける緑豆（効果は弱まるが、春雨、もやしでもOK）、オレンジ、柿、グレープフルーツ、ゆず、しじみを取り入れるのもおすすめです。

共通セルフケア
SELF-CARE

1 水分をたくさんとる

2 酒の解毒を助ける食材をとる

二日酔いを予防する

長時間アルコールをとりすぎると「陰虚《いんきょ》」になります。アルコールをとるときは、「陰液」を補う食材をあわせてとるようにします（基礎編 陰虚《いんきょ》タイプ：51頁参照）。

アルコールは「気」と「血」の巡りをよくするいい作用もあるので、ほどほどに飲むようにしましょう。二日酔いを予防するためには少し食べてからアルコールを飲んだり、アルコールと一緒にたっぷりと水分をとるようにします。

❶ 水滞《すいたい》タイプ

アルコールによって消化器官が弱ることで水分代謝がうまくいかなくなり、体に余分な水分が停滞してしまう

症状 むくみ、体が重だるい・倦怠感、軟便・下痢しやすい、めまい・吐き気、アレルギーなど

対策 「津液」の巡りをよくする ⟶ **基礎編** 水滞タイプ（52頁参照）

❷ 寒《かん》（冷え）タイプ

ビールや氷の入ったアルコールを飲んだ場合、体が冷えてしまい、余分な水分が停滞してしまう

症状 手足の冷え、顔色が青白い、温かいものを飲みたがる、軟便、下痢、尿量が多く色が薄い

対策 体を温める
⟶ **入門編** 食性の温熱性（21頁参照）
⟶ **基礎編** 寒タイプ（80頁参照）

❸ 熱《ねつ》（暑がり）タイプ

ビール以外のお酒や深酒（ビールも含む）が、体に余分な水分「湿」と「熱」をこもらせる

症状　口渇、顔色が赤い、目が赤い、便秘、皮膚の炎症

対策　体の余分な「熱」を取り除く

→ 入門編　食性の寒涼性（21頁参照）

→ 基礎編　熱タイプ（82頁参照）

Ⅰ 肝《かん》タイプ

アルコールで「肝」に負担がかかる

症状　イライラ、足がつる、目の症状、頭痛・肩こりなど張るような痛み、ストレスで悪化など

対策　「肝」の働きを助ける

→ 基礎編　肝（59頁参照）

Ⅱ 脾《ひ》タイプ

水分が多くなり、消化器官の「脾」に負担がかかる

症状　食欲不振、疲れやすい、お腹が張る、食後に眠くなる、軟便、アザができやすいなど

対策　「脾」の働きを正常にする

→ 基礎編　脾（67頁参照）

RECOMMEND

栄養学

おつまみには、肝臓やアルコールを分解する酵素の原材料となるたんぱく質やアルコールを分解するのに必要なビタミンB_1などを含む食材を選ぶようにする。卵焼き、枝豆、刺身、野菜たっぷりの料理など。揚げものはお酒にあうが、油も肝臓で分解するので、より肝臓に負担がかかる。また塩分が増えがちになるので、むくみ予防にカリウムを多く含む芋類、豆類、海藻類もおすすめ。アルコールの分解を促進するといわれるセサミンを含むごま、タウリンを含む牡蠣やしじみ、たこ、ほたて、またクルクミンを含むウコンもおすすめ。

たんぱく質　魚、肉、卵、大豆・大豆製品

ビタミンB_1　豚肉、うなぎ、ぶり、大豆、玄米など

ツボ

胸のむかつきに

期門《きもん》：乳頭と肋骨の下端を結んだ中点で、肋骨の間のところを押す

吐き気　**内関《ないかん》**：手の平を上に向けた状態で、手首のシワの真ん中から指３本分肘側へ上がったところを押す

胃の働きを助ける

足三里《あしさんり》：膝のお皿の下、外側のくぼみから指４本分下の、小指があたるところを押す

参考　中医学・薬膳のヒント　湿熱、寒湿

ゲップ

消化器官の不調やトラブル

共通セルフケア
SELF-CARE

1 食べすぎ、飲みすぎに注意する

2 ゆっくりよくかんで食べる

3 ストレスを溜めない

ゲップが出る原因はストレスや食べすぎです。また、逆流性食道炎、胃炎、胃潰瘍、十二指腸潰瘍を患っているとゲップが出ます。

ゲップが続く場合は、病院の検査を受けることをおすすめします。

ストレスを溜めないこと、食べすぎないことを心がけましょう。

消化器官に負担をかけない

陰虚タイプ、熱タイプの人は辛いもの、アルコール、油っこいもの、甘いものを控えましょう。

消化器官に負担をかけないよう食べすぎないようにして、よくかんで食べるようにします。食べすぎが原因の場合は、「応用編 胃もたれ」（153頁）を参照して、消化を助けるようにします。また、背筋を伸ばすことを意識しましょう。

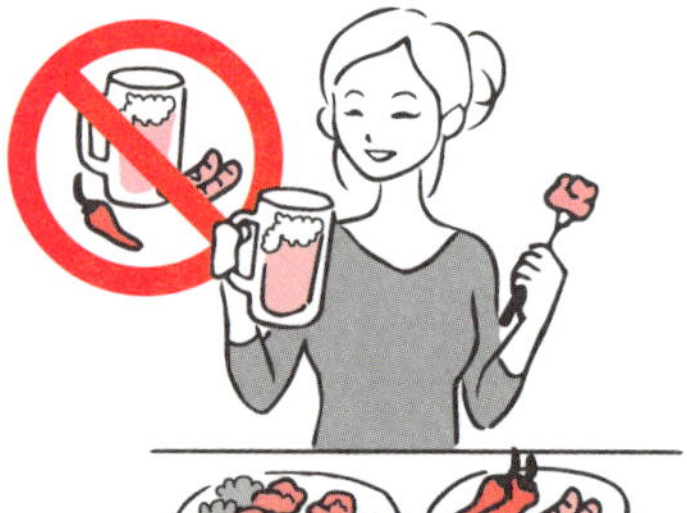

❶ 気虚《ききょ》タイプ

気が不足していて、消化器官が弱り、「胃」にガスが溜まり、ゲップとなる

症状 やる気が出ない、かぜをひきやすい、手足の冷え、食後すぐに眠くなる、胃下垂など

対策 「気」を補う → **基礎編** 気虚タイプ（40頁参照）

❷ 陰虚《いんきょ》タイプ

「胃」に潤いが足りないことで「胃」の「気」が逆上《ぎゃくじょう》して、ゲップが出る

症状 ほてり、のぼせ、皮膚や目の乾燥、寝汗、不眠など

対策 「陰液」を補う → **基礎編** 陰虚タイプ（51頁参照）

❸ 気滞《きたい》タイプ

「気」の巡りが悪くなり、「気」が逆上《ぎゃくじょう》することでゲップが出る

症状 イライラしたり怒りっぽい、ストレスを感じる、頭痛・肩こり、ゲップ・ガス・しゃっくりが多い、喉につかえた感じなど

対策 「気」の巡りをよくする → **基礎編** 気滞タイプ（41頁参照）

❹ 水滞《すいたい》タイプ

油っぽいもの、辛いもの、甘いもの、アルコールなどのとりすぎによって、「湿」が発生し、その「湿」が「気」の巡りのじゃまをしてゲップとなる

症状 むくみ、体が重だるい・倦怠感、軟便・下痢しやすい、めまい・吐き気、アレルギーなど

対策 「津液」の巡りをよくする → **基礎編** 水滞タイプ（52頁参照）

❺ 熱《ねつ》（暑がり）タイプ

油っぽいもの、辛いもの、甘いもの、アルコールなどのとりすぎによって、「湿」から「熱」を発生し、「湿」が「気」の巡りのじゃまをしてゲップとなる

症状 口渇、顔色が赤い、目が赤い、便秘、皮膚の炎症など

対策 体の余分な熱を取り除く → **入門編** 食性の寒涼性（21頁参照）
→ **基礎編** 熱タイプ（82頁参照）

Ⅰ 肝《かん》タイプ

ストレスなどにより、肝の働きが悪くなることで「胃」の「気」が巡らなくなり、ゲップが出る

症状 イライラ、足がつる、目の症状、頭痛・肩こりなど張るような痛み、ストレスで悪化など

対策 「肝」の働きを助ける

→ **基礎編** 肝（59頁参照）

Ⅱ 脾《ひ》タイプ

食べすぎなどにより、消化器官が弱って消化ができないことで、「胃」にガスが溜まりゲップが出る。水分代謝も悪くなる

症状 食欲不振、疲れやすい、お腹が張る、食後に眠くなる、軟便、アザができやすいなど

対策 「脾」の働きを正常にする

→ **基礎編** 脾（67頁参照）

RECOMMEND

栄養学 食べすぎからくるゲップは、糖質の代謝に関わるビタミンB_1、糖質、たんぱく質、脂肪の代謝に関わるビタミンB_2を多くとるようにする。また、消化酵素を取り入れるのもおすすめ。酵素は熱に弱く、50～70℃で熱されるとほとんど失活してしまうので、できるかぎり火を通さないで食べる。

ビタミンB_1 豚肉、うなぎ、ぶり、大豆、玄米など

ビタミンB_2 レバー、さば、さんま、牛乳、納豆など

プロテアーゼ（たんぱく質分解酵素）
キウイ、パパイヤ、いちじく、パイナップルなど

アミラーゼ（でんぷん分解酵素）
大根、かぶ、キャベツ、山芋など

リパーゼ（脂肪分解酵素） 納豆・味噌といった発酵食品

ツボ

つわりにも 内関《ないかん》：手の平を上に向けた状態で、手首のシワの真ん中から指３本分肘側へ上がったところを押す

胃の働きを助ける 足三里《あしさんり》：膝のお皿の下、外側のくぼみから指４本分下で、小指があたるところを押す

胸やけ 章門《しょうもん》：肋骨の１番下の部分を押す

参考 **中医学・薬膳のヒント** 食積、肝鬱気滞、湿熱、脾気虚、肝胃不和

消化器官の不調やトラブル

便秘

便秘はさまざまな原因から起こります。熱タイプの人にはバナナやアロエ、気虚タイプの人にはハチミツ、陰虚タイプの人にはヨーグルト、牛乳、チーズといった乳製品がおすすめです。

便秘にいいとされている食材でも、自分にあっていないものを食べると便秘が治らなくなってしまいます。

健康を意識して、油をほとんどとらない食事にすることで便秘になる人もいます。ごまやナッツ類などは脂肪分があり、「潤《じゅん》腸通便《ちょうつうべん》」といって、腸を潤して便を排泄させるような効果を持っています。適度にナッツ類や油をとるのもいいでしょう。

共通セルフケア SELF-CARE

1 食事を3食とる

2 排便リズムをつくる

3 冷たいものを控える

3食バランスよく食べて冷やさない

冷えている人は、ハチミツを白湯《さゆ》に溶かして飲むのもおすすめです。食事量が少ないと便の量が少なくなり、便秘になります。3食バランスよく食べて、毎日排便する習慣をつけるようにしましょう。

また、冷たいものをとると内臓の働きが悪くなるので、なるべく控えましょう。

冷房による冷えや薄着などで体を冷やさないように服装に気をつけましょう。腸の働きをよくするために、適度な運動や腸のマッサージをするのもおすすめです。

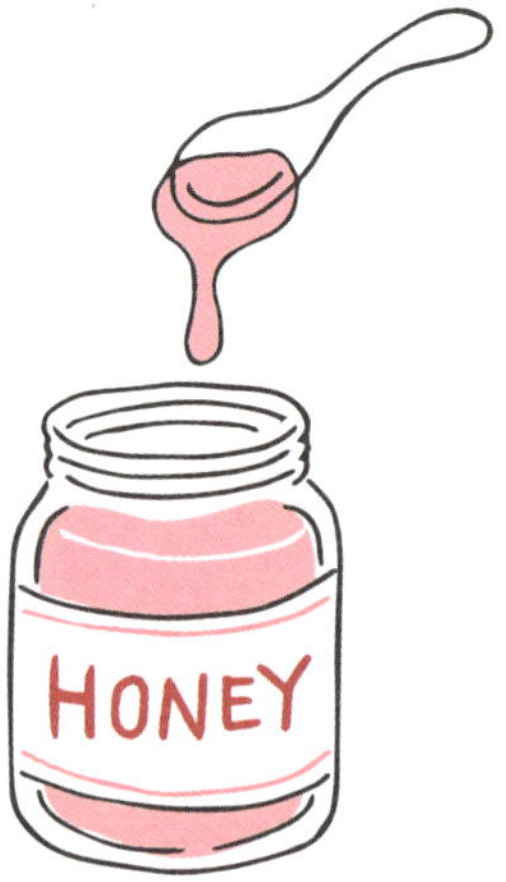

❶ 気虚《ききょ》タイプ・陽虚《ようきょ》タイプ

「気」が不足することで便を出す力がなく、りきんでもなかなか便が出ないタイプ

症状 やる気が出ない、かぜをひきやすい、手足の冷え、食後すぐに眠くなる、胃下垂など

対策 「気」を補う → **基礎編** 気虚タイプ（40頁参照）

❷血虚《けっきょ》タイプ

症状 「血」が不足することで便が乾燥して硬くなり、コロコロの便になる

顔色が白っぽい、土気色っぽい、めまい、肌の乾燥、不眠、生理不順など

対策 「血」を補う → **基礎編** 血虚タイプ（45頁参照）

❸陰虚《いんきょ》タイプ

便が乾燥して硬く、コロコロの便になる。潤いが足りず、便が出なくなる

症状 ほてり、のぼせ、皮膚や目の乾燥、寝汗、不眠など

対策 「陰液」を補う → **基礎編** 陰虚タイプ（51頁参照）

❹気滞《きたい》タイプ

「気」の巡りが悪くなることで「腸」の働きがスムーズにいかず、便がすっきり出なくなる

症状 イライラしやすく怒りっぽい、ストレスを感じる、頭痛・肩こり、ゲップ・ガス・しゃっくりが多い、喉につかえた感じなど

対策 「気」の巡りをよくする → **基礎編** 気滞タイプ（41頁参照）

❺寒《かん》（陽虚《ようきょ》）タイプ

体を温める「気」が少なく、体が冷えてしまうことで「腸」の蠕動《ぜんどう》運動ができず、便が出なくなる

症状 手足の冷え、顔色が青白い、温かいものを飲みたがる、軟便、下痢しやすい、尿量が多く色が薄い

対策 体を温める → **入門編** 食性の温熱性（21頁参照）
→ **基礎編** 陽虚タイプ（40頁参照）

❻ 熱《ねつ》（暑がり）タイプ

食べすぎ、過度なアルコールなどで体に余分な「熱」がこもり、便が乾燥して出なくなる

症状 口渇、顔色が赤い、目が赤い、便秘、皮膚の炎症など

対策 体の余分な「熱」を取り除く → **入門編** 食性の寒涼性（21頁参照）
→ **基礎編** 熱タイプ（82頁参照）

Ⅰ 肝《かん》タイプ

「肝」の働きがうまくいかないことで、「気」の巡りが悪くなってしまい便秘になる

症状 イライラ、足がつる、目の症状、頭痛・肩こりなど張るような痛み、ストレスで悪化など

対策 「肝」の働きを助ける → **基礎編** 肝（59頁参照）

Ⅱ 脾《ひ》タイプ

消化器官が弱り、りきむ力がなくなることで、便秘になる

症状 食欲不振、疲れやすい、お腹が張る、食後に眠くなる、軟便、アザができやすいなど

対策　「脾」の働きを正常にする
→ 基礎編 脾（67頁参照）

Ⅲ 肺《はい》タイプ

「肺」は大腸と関連しているので、「肺」に「気」が足りなかったり、「熱」を持っていたりすると便秘になる

症状　咳・痰が出やすい、肌のトラブル、かぜをひきやすい、呼吸しづらい、鼻の症状など

対策　「肺」の働きを正常にする
→ 基礎編 肺（72頁参照）

Ⅳ 腎《じん》タイプ

「腎」の「気」が足りなかったり、「腎」の温める力が足りなかったりすることで便秘になる

症状　腰痛、足腰がだるい、耳の症状、老化が早い、むくみなど

対策　「腎」の働きを助ける
→ 基礎編 腎（77頁参照）

RECOMMEND

栄養学　食物繊維の多いものを食べると、腸内で水分を吸収して腸の蠕《ぜん》動《どう》運動が高まり、排泄を助ける。またヨーグルト、納豆なども腸の活動を助け、腸内環境を整える。

食物繊維　野菜、果物、海藻、豆類

ツボ

気血・陰液不足　**三陰交《さんいんこう》**：内くるぶしの1番高いところに小指をあて、指を4本そろえて人差し指があたるところを押す

ストレスによる便秘　**太衝《たいしょう》**：足の親指と人差し指の間を上がっていき、骨とぶつかるところを押す

下腹部が冷えている時
関元《かんげん》：へそから指4本分下がったところを押しながら温める

余分な熱がこもっている時
合谷《ごうこく》：親指と人差し指の間で骨がぶつかるところを押す

参考　**中医学・薬膳のヒント**　気虚（脾・肺）、陽虚（脾・腎）、血虚、陰虚、気滞（肝・脾）、脾胃実熱

消化器官の不調やトラブル

下痢

下痢は食中毒などで起こる下痢もありますが、食べすぎ、ストレス、消化器官の疲れなどから起こります。また湿度の高いときにも起こりやすくなります。
食べすぎで下痢になった場合は、プチ断食など、食事量を少なくすることで正常に戻ります。ストレスで下痢にならないように、時折深呼吸をするなどして、ストレスを溜めないように心がけましょう。

共通セルフケア
SELF-CARE

1 食べすぎない

2 刺激物、油っぽいもの、アルコールを控える

3 体を温める

刺激物は避けて温かいものを食べる

体、特にお腹を温めて食べるものはやわらかく煮るなど、消化のいいものにしましょう。冷たいものや油っぽいもの、アルコールやコーヒー、香辛料などの刺激物、甘いものなどは控えましょう。食事は、本調子に戻るまでは消化のいいものをよくかんで食べることで

再発を防げます。長期間下痢が続いている人は脱水にならないように、忘れずに水分とミネラルを補給してください。病気が隠れていることもあるので、病院を受診しましょう。

❶気虚《きょ》タイプ・陽虚《ようきょ》タイプ

「気」が不足することで、食べものの消化や水分代謝がうまくいかず、下痢になる。水のような便で未消化物が混じる

症状 やる気が出ない、かぜをひきやすい、手足の冷え、食後すぐに眠くなる、胃下垂など

対策 「気」を補う → **基礎編** 気虚タイプ（40頁参照）

❷気滞《きたい》タイプ

「気」の巡りが悪くなり、「腸」の働きが不安定となることで、下痢となる。このタイプは便秘と下痢を繰り返すことがある

症状 イライラ、怒りやすい、ストレスを感じる、頭痛・肩こり、ゲップ・ガス・しゃっくりが多い、喉につかえた感じなど

対策 「気」の巡りをよくする → **基礎編** 気滞タイプ（41頁参照）

❸水滞《すいたい》タイプ

体に「湿」が溜まり、「湿」がじゃまをすることで消化機能が低下して下痢となる

症状 むくみ、体が重だるい・倦怠感、軟便・下痢、めまい・吐き気、アレルギーなど

対策 「津液」の巡りをよくする → **基礎編** 水滞タイプ（52頁参照）

❹ 寒《かん》（冷え・陽虚《ようきょ》）タイプ

冷たいもの、生ものなどを食べて冷えることで「湿」が伴い、消化機能が低下して下痢になる。もしくは体を温める「気」の不足によって、消化機能が低下して下痢になる

症状 手足の冷え、顔色が青白い、温かいものを飲みたがる、軟便、下痢、尿量が多く色が薄い

対策 体を温める → **入門編** 食性の温熱性（21頁参照）
→ **基礎編** 陽虚タイプ（40頁参照）・寒タイプ（80頁参照）

❺ 熱《ねつ》（暑がり）タイプ

味の濃いもの、油っぽいもの、アルコールなどで、「湿」とともに「熱」があり、下痢になる。便は黄色っぽく、臭いが強い

症状 口渇、顔色が赤い、目が赤い、便秘、皮膚の炎症など

対策 体の余分な熱を取り除く → **入門編** 食性の寒涼性（21頁参照）
→ **基礎編** 熱タイプ（82頁参照）

Ⅰ 肝《かん》タイプ

ストレスなどで「肝」の働きがうまくいかず、「気」の巡りが悪くなることで下痢になる。このタイプは便秘と下痢を繰り返すことがある

症状 イライラ、足がつる、目の症状、頭痛・肩こりなど張るような痛み、ストレスで悪化など

対策 「肝」の働きを助ける

→ 基礎編 肝（59頁参照）

Ⅱ 脾《ひ》タイプ

消化器官が弱ることで、消化ができず下痢になる。便に未消化物が混じる。油っぽいものを食べると排便の回数が増えることがある

症状 食欲不振、疲れやすい、お腹が張る、食後に眠くなる、軟便、アザができやすいなど

対策 「脾」の働きを正常にする

→ 基礎編 脾（67頁参照）

Ⅲ 腎《じん》タイプ

「腎」の温める力が足りず、下痢となる。明け方によく下痢が起こる

症状 腰痛、足腰がだるい、耳の症状、老化が早い、むくみなど

対策 「腎」の働きを助ける → 基礎編 腎（77頁参照）

RECOMMEND

栄養学

脱水にならないように、水分補給に気をつけて、スープや果汁で水分とミネラルを補給する。やわらかく煮る、細かく切る、裏ごしするなど、消化・吸収のいいものを少しずつ食べるようにする。冷たいもの、油っぽいもの、刺激物、甘いものなどは控える。また食物繊維の多い野菜や海藻は消化が悪いので、控えめにする。

ツボ

冷えの下痢 天枢《てんすう》：へそから指３本分外側へいったところを押しながら温める

疲れ・冷えの下痢 関元《かんげん》：へそから指４本分下がったところを押しながら温める

ストレスの下痢

足三里《あしさんり》：膝のお皿の下、外側のくぼみから指４本分下で小指があたるところを押す

熱の下痢 合谷《ごうこく》：親指と人差し指の間で骨がぶつかるところを押す

参考 **中医学・薬膳のヒント** 湿熱（脾胃）、寒湿、食積、脾気虚、腎陽虚、気滞

メンタルの不調やトラブル

ストレス

人間関係のトラブルや将来への不安などからくる精神的な要因、睡眠不足、体の痛みやケガ、疲労などからくる身体的な要因、温度や騒音などに影響される環境的な要因がストレスを生みます。また性格的にまじめだったり几帳面な人、内向的で消極的な人、頑固な人、取り越し苦労をする人は、ストレスを感じやすいタイプです。ストレスによって影響を受けやすい五臓は、「肝」「心」「脾」です。「肝」は情緒や自律神経に関与します。「心」は精神・意識や思考をコントロールしています。「脾」の消化吸収および運搬をしています。ストレスがかかると「肝」「心」「脾」の「気」の巡りが乱れ、不調が出はじめます。「肝」が「気」の巡りをうまくできず、「脾」に負担がかかりやすくなります（五行の相克の過剰：入門編19頁参照）。

ストレスによって自律神経が乱れやすくなるので、腹式呼吸や深呼吸をすると自律神経が整います。イライラしたときも、深呼吸すると気持ちが少し落ち着きます。ツボを押して解消するのもひとつの方法です。

話をする、気持ちを書き出す、運動や大声を出す、泣くといったこともストレス発散に効果的です。趣味の時間を楽しんだり、睡眠をとるのもいいですね。また、ストレスを溜めないようにすることも大切です。

共通セルフケア SELF-CARE

1 腹式呼吸や深い呼吸をする

2 感情を話したり、書き出して吐き出す

3 運動をする、大声を出す

どんなときにストレスを感じたりするのか イライラするのか理解しておく

性格的な部分でストレスを感じていると思う人は、どんなときにストレスをより感じるのか、メモをとっておくと、次回から解決の糸口が見つけやすくなります。

薬膳的にはウーロン茶、紅茶、コーヒー、ジャスミン茶、緑茶に、精神的な不安やイライラを抑える効能があります。

❶ 気《き》虚《きょ》タイプ

ストレスによる疲労で「気」を消耗し、臓腑の機能が低下して、不調が起こる

症状 やる気が出ない、かぜをひきやすい、手足の冷え、食後すぐに眠くなる、胃下垂など

対策 「気」を補う → **基礎編** 気虚タイプ（40頁参照）

❷ 血《けっ》虚《きょ》タイプ

ストレスによる疲労から「血」が足りなくなることで臓腑の機能が低下して、不調が起こり、精神的にも不安定になる

症状 顔色が白っぽい、土気色っぽい、めまい、肌の乾燥、不眠、生理不順など

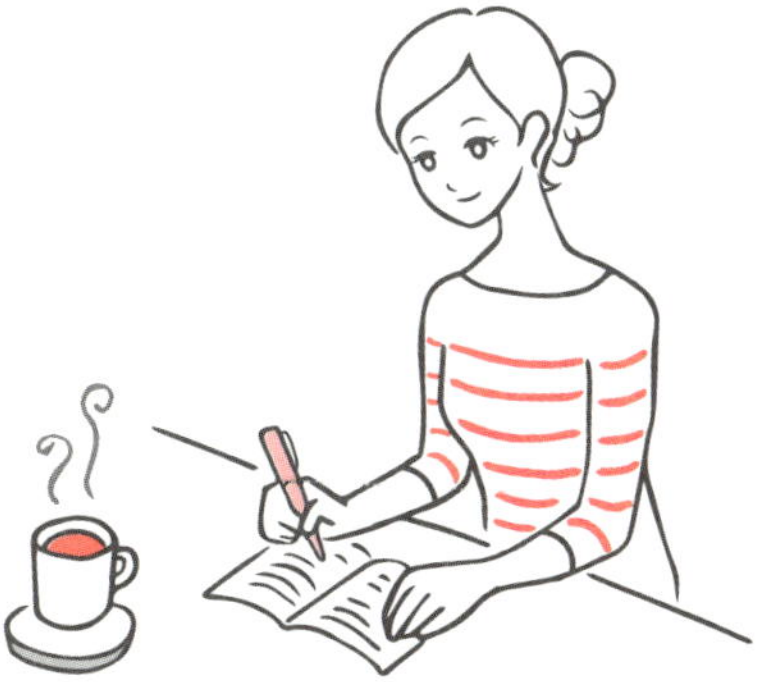

対策 「血」を補う → **基礎編** 血虚タイプ（45頁参照）

❸陰虚《いんきょ》タイプ

体を冷やす「陰液」が不足することで「肝」や「心」を潤すことができず、熱が発生してしまい不調が起こる

症状 ほてり、のぼせ、皮膚や目の乾燥、寝汗、不眠など

対策 「陰液」を補う → **基礎編** 陰虚タイプ（51頁参照）

❹気滞《きたい》タイプ

ストレスによって「気」の巡りが悪く、自律神経が乱れてしまう

症状 イライラ、怒り、ストレス、頭痛・肩こり、ゲップ・ガス・しゃっくりが多い、喉につかえた感じなど

対策 「気」の巡りをよくする → **基礎編** 気滞タイプ（41頁参照）

❺水滞《すいたい》タイプ

「気」の巡りが悪くなることで消化器官の働きが低下し、体に「湿」を溜め込んでしまう

症状 むくみ、体が重だるい・倦怠感、軟便・下痢しやすい、めまい・吐き気、アレルギーがあるなど

対策 「津液」の巡りをよくする → **基礎編** 水滞タイプ（52頁参照）

⑥熱《ねつ》（暑がり）タイプ

ストレスによって「気」の巡りが悪くなり、「熱」が発生することで不調が起こる

症状 口渇、顔色が赤い、目が赤い、便秘、皮膚の炎症など

対策 体の余分な「熱」を取り除く → **入門編** 食性の寒涼性（21頁参照）
→ **基礎編** 熱タイプ（82頁参照）

Ⅰ 肝《かん》タイプ

ストレスによって「肝」の働きがうまくいかず「気」「血」の巡りがうまくいかなくなり、自律神経が乱れる

症状 イライラ、足がつる、目の症状、頭痛・肩こりなど張るような痛み、ストレスで悪化など

対策 「肝」の働きを助ける → **基礎編** 肝（59頁参照）

Ⅱ 心《しん》タイプ

「血」や「陰液」の不足で栄養や潤いが不足し、機能低下や「熱」を発生してしまうことで不調が起こる

症状 動悸、不眠、物忘れ、夢をたくさん見る、精神不安など

対策 「心」の働きを助ける → **基礎編** 心（63頁参照）

Ⅲ 脾《ひ》タイプ

疲労から「気」の不足や巡りが悪くなり、機能が低下する

症状 食欲不振、疲れやすい、お腹が張る、食後に眠くなる、軟便、アザができやすいなど

対策 「脾」の働きを正常にする

→ **基礎編** 脾（67頁参照）

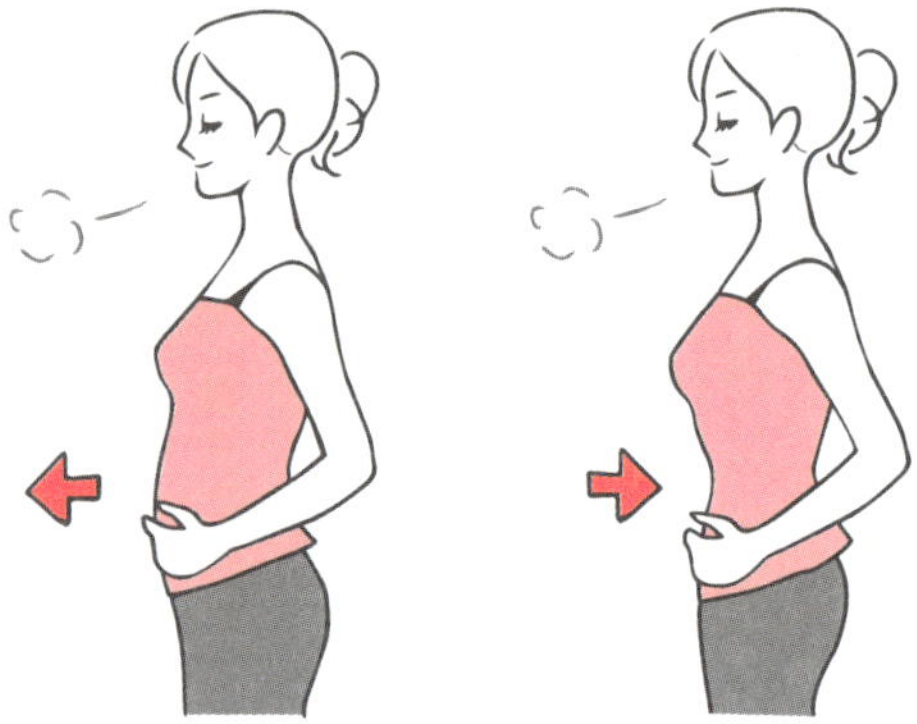

● 腹式呼吸のやり方

背筋を伸ばして、丹田（おへその下）のあたりに手を置き、息を吐き切ります。鼻からゆっくり息を吸い込みながら、丹田のあたりを意識しておなかを膨らませます。お腹をへこませながら、吸ったときの倍くらいの時間をかけて口からゆっくり息を吐き出します。

RECOMMEND

栄養学 ストレスを感じるとアドレナリンを分泌するが、そのときにビタミンCを消費する。ホルモンの材料となるタンパク質や合成に必要なビタミンB群、ビタミンCをとる。

ビタミンB群 玄米や全粒粉を使ったパン、豚肉、うなぎ、牡蠣など

ビタミンC 赤ピーマン、ブロッコリー、柿など、新鮮な野菜や果物

ツボ

精神的ストレス **労宮《ろうきゅう》**：こぶしを握って中指の先端があたるところを押す

胸が苦しい **壇中《だんちゅう》**：左右の乳頭を結んだ線の中間を押す

イライラ **太衝《たいしょう》**：足の親指と人差し指の間を上がっていき、骨とぶつかるところを押す

参考 **中医学・薬膳のヒント** 肝気鬱結、肝鬱化火、気滞痰鬱、心火旺、陰虚、心脾両虚

メンタルの不調やトラブル

気持ちをコントロールする

感情の種類により、「五臓（肝・心・脾・肺・腎）」のどこに影響するかが変わります。たとえば、「肝」に異常があると、怒る、イライラするという感情が出やすくなります。逆に常に怒ったり、イライラしていると、「肝」に負担がかかります。消化器官が弱い人は、思い悩みやすい傾向にあります。多少の怒・喜・思・悲・憂・恐・驚が起こるのは刺激となっていいのですが、この7つの感情が過度になったり長期に渡ると、「五臓」に負担がかかります。特に「肝」や自分の弱い臓を強化しながら、うまく感情とつきあってください。

共通セルフケア SELF-CARE

1 睡眠をしっかりとる

2 冷たい飲み物を控える

3 腹式呼吸や深い呼吸をする

いらいらする【肝タイプ】

イライラ、怒りは、「肝」の「気」「血」を逆上《ぎゃくじょう》させる原因になります。「肝」の「血」が不足していると、怒りっぽくなります。

症状 イライラ、足がつる、目の症状、頭痛・肩こりなど張るような痛み、ストレスで悪化など

対策 「肝」の働きを助ける → **基礎編** 肝（59頁参照）

「血」を補う → **基礎編** 血虚タイプ（45頁参照）

「気」の巡りをよくする → **基礎編** 気滞タイプ（41頁参照）

喜びすぎ、うかれすぎ【心タイプ】

喜ぶ、うかれるという感情は、過剰になると心のバランスを崩し、気がゆるみ、精神が乱れて集中できなくなります。度がすぎてしまうと不調が出ます。

逆に、「気」「血」が少ないと喜びを感じにくくなることもあります。

症状 動悸、不眠、物忘れ、夢が多い、精神不安など

対策 「心」の働きを助ける → **基礎編** 心（63頁参照）

「気」を補う → **基礎編** 気虚タイプ（40頁参照）

「血」を補う → **基礎編** 血虚タイプ（45頁参照）

RECOMMEND

心のツボ

平常心を保ちたいとき **神門《しんもん》**：手の平を上に向けた状態で、手首のシワの上で小指側にある骨の内側を押す

冷静になりたいとき **百会《ひゃくえ》**：頭のてっぺんで左右の耳を結んだところを押す

感情をコントロールする **心兪《しんゆ》**：下を向くと出る首の付け根の骨から骨の出っ張りを5つ下がり、指2本分外にいったところを押す

肝のツボ

頭に血が上るとき **太衝《たいしょう》**：足の親指と人差し指の間を上がっていき、骨とぶつかるところを押す

頭をスッキリさせたいとき **天柱《てんちゅう》・風池《ふうち》**：後頭部の髪の生え際で、首中央のスジの外側のくぼみが風池。風池より指１本分内側のスジの上に天柱がある

ストレスのツボ **肝兪《かんゆ》**：肩甲骨の下端を結ぶラインにある背骨から骨を２つ下がり、指２本分外にいったところを押す

思いすぎ・悩みごとがある【脾タイプ】

思い悩むと「気」が結び、巡りを悪くしてしまい、「脾」の運搬する機能も低下して、食欲に影響します。

症状 食欲不振、疲れやすい、お腹が張る、食後に眠くなる、軟便、アザができやすいなど

対策 「脾」の働きを正常にする
「気」を補う

→ **基礎編** 脾（67頁参照）
→ **基礎編** 気虚タイプ（40頁参照）

落ち込みやすい・悲観的になる【肺タイプ】

悲しみ、憂いという感情は気を消耗させて「肺」を傷つけてしまいます。姿勢が下を向くことで、呼吸も浅くなってしまいます。

症状 咳・痰が出やすい、肌のトラブル、かぜをひきやすい、呼吸しづらい、鼻の症状など

対策 「肺」の働きを助けたり、潤す

RECOMMEND

脾のツボ

考え込んでしまうとき 風池《ふうち》：後頭部の髪の生え際で、首中央のスジの外側。くぼんで押すと痛いところを押す

胸苦しい 壇中《だんちゅう》：左右の乳頭を結んだ線の中間を押す

食欲が出ない 脾兪《ひゆ》：肩甲骨の下端を結ぶラインにある背骨から骨を４つ下がり、指２本分外にいったところを押す

肺のツボ

元気が出るツボ 壇中《だんちゅう》：左右の乳頭を結んだ線の中間を押す

平常心を保ちたいとき 神門《しんもん》：手の平を上に向けた状態で、手首のしわの上で小指側にある骨の内側を押す

シャキッとしたいとき 肺兪《はいゆ》：下を向くと出る首の付け根の骨から骨の出っ張りを３つ下がり、指２本分外にいったところを押す

↓ 基礎編 肺（72頁参照）

「気」を補う

↓ 基礎編 気虚タイプ（40頁参照）

「陰液」を補う

↓ 基礎編 陰虚タイプ（51頁参照）

恐れやすい・驚きやすい【腎タイプ】

恐れるという感情は「気」が下がり、過剰な恐れは大小便の失禁となります。驚くという感情は「気」が乱れ、過剰になると「気」が動転したり、腰が抜けたりします。

症状 腰痛、足腰がだるい、耳の症状、老化が早い、むくみなど

対策 「腎」の働きを助ける

↓ 基礎編 腎（77頁参照）

「気」を補う

↓ 基礎編 気虚タイプ（40頁参照）

RECOMMEND

栄養学

ビタミン B_1 が不足すると、集中力が欠けたり、イライラが起こり、精神的に不安定になってしまう。またカルシウム不足もイライラを引き起こす。精神安定・催眠・鎮痛、抑うつ症状を緩和するトリプトファン、神経伝達物質の合成に必要で不足するとイライラを起こすビタミン B_6、神経の興奮を鎮めて精神安定に働くマグネシウムを積極的にとる。あわせて、たんぱく質やビタミンCもとるようにする。

トリプトファン 牛乳、チーズ、大豆製品、種実、バナナなど

ビタミン B_1 豚肉、うなぎ、ぶり、大豆、玄米など

ビタミン B_6 まぐろ、さんま、鮭、鶏ささみ、にんにくなど

カルシウム
牛乳、チーズ、煮干し、干しエビ、がんもどきなど

マグネシウム
アーモンド、ひじき、乾燥わかめ、大豆、納豆など

腎のツボ

ビクビクしてしまう
腎兪《じんゆ》：へその高さで両側の腰骨に手を置き、親指があたるところを押す

気を補う **太渓《たいけい》**：内くるぶしの後ろのくぼんだところを押す

お腹に力が入るツボ **気海《きかい》**：へそから指2本分下がったところを押しながら温める

共通セルフケア
SELF-CARE

女性の不調やトラブル

冷え

1 首、足首、仙骨のあたりを温める

2 冷たい飲みもの、食べもの、生もの、甘いものは控える

3 お風呂に入って、1日1回体温を上げる

4 スクワットなど、筋肉をつける運動をする

冷えの原因はさまざまです。巡りが悪いだけでなく、「気」「血」の不足でも冷えにつながります。不足タイプの人は、足りないものを補うのと同時に、巡らせるものを一緒にとると効果的です。

生の生姜は発汗作用があるので一時的には温まりますが、長時間は持続しません。乾燥させた生姜やシナモンなら体を持続して温めることができます。ただし陰虚タイプの人や妊婦さんは、慎重に使ってください。

香辛料を使ったり、甘さを出すのに黒砂糖を用いるのもおすすめです。毎日飲むお茶を発酵度の高いものや焙じたものに切り替えましょう。

体を冷やさない

体を温めることも大切ですが、服装や食事など、日常生活で体を冷やすことをしていないかチェックしてみましょう。体を冷やす原因があれば取り除くことで改善が早くなります。食事だけでなく運動することで筋肉を増やしながら、血流をよくすることも大切です。足が冷えると頭の血の巡りも悪くなるのでブラッシングをこまめにするのもおすすめです。

寒いところで体が冷えた、クーラーで冷えたなど、寒邪《かんじゃ》が直接体に入る場合もありますが、この場合は寒さを取り除く、しそ、ねぎ、生姜、ヨモギ、香辛料などがおすすめです。

❶気虚《ききょ》タイプ・陽虚《ようきょ》タイプ

体を温める「気」が足りないことで、体が冷えてしまう

症状 やる気が出ない、かぜをひきやすい、手足の冷え、食後すぐに眠くなる、胃下垂など

対策 「気」を補う → **基礎編** 気虚タイプ（40頁参照）

❷血虚《けっきょ》タイプ

体を温める「気」を運ぶ「血」が足りないことで、体が冷える

症状 顔色が白っぽい、土気色っぽい、めまい、肌の乾燥、不眠、生理不順など

対策 「血」を補う → **基礎編** 血虚タイプ（45頁参照）

③ 気《き》滞《たい》タイプ

体を温める「気」が巡らないことで、体が冷える

症状 イライラしたり怒りっぽい、ストレスを感じる、頭痛・肩こり、ゲップ・ガス・しゃっくりが多い、喉につかえた感じなど

対策 「気」の巡りをよくする → **基礎編** 気滞タイプ（41頁参照）

④ 血《けつ》瘀《お》タイプ

体を温める「気」を運ぶ「血」が巡らないことで、体が冷える

症状 顔色が暗い・くすみ、しみ・そばかす、足の血管が浮き出る、生理不順、頭痛・肩こりなど

対策 「血」の巡りをよくする → **基礎編** 血瘀タイプ（46頁参照）

⑤ 水《すい》滞《たい》タイプ

体に余分な水分が溜まることで、体が冷える

症状 むくみ、体が重だるい・倦怠感、軟便・下痢しやすい、めまい・吐き気、アレルギーなど

対策 「津液」の巡りをよくする → **基礎編** 水滞タイプ（52頁参照）

❻ 寒《かん》（冷え・陽虚《ようきょ》）タイプ

体を冷やす「陰」が、体を温める「陽」より多いことで体が冷える。もしくは温める「気」が足りず、水分代謝が悪くなって体が冷える

症状 手足の冷え、顔色が青白い、温かいものを飲みたがる、軟便、下痢しやすい、尿量が多く色が薄い

対策 体を温める → **入門編** 食性の温熱性（21頁参照）
→ **基礎編** 陽虚タイプ（40頁参照）・寒タイプ（80頁参照）

Ⅰ 肝《かん》タイプ

肝は「気」を巡らす働きを担っている。「肝」が弱ることで「気」の巡りが悪くなる。冷えは自律神経の乱れからくるといわれているが、中医学では「肝」が担当している

症状 イライラする、足がつる、目の症状、頭痛・肩こりなど張るような痛み、ストレスで悪化など

対策 「肝」の働きを助ける → **基礎編** 肝（59頁参照）

Ⅱ 心《しん》タイプ

「心」は「血」の巡りを担っているため、「心」が弱ると「血」の巡りが悪くなって体が冷える

症状 動悸、不眠、物忘れ、夢が多い、精神不安など

対策 「心」の働きを助ける
→ **基礎編** 心（63頁参照）

Ⅲ 脾《ひ》タイプ

体を温める「気」をつくる「脾」が弱まることで、体が冷える

症状 食欲不振、疲れやすい、お腹が張る、食後に眠くなる、軟便、アザができやすいなど

対策 「脾」の働きを正常にする
→ **基礎編** 脾（67頁参照）

Ⅳ 腎《じん》タイプ

体の種火があるとされる「腎」が弱っていることで体を温められない

症状 腰痛、足腰がだるい、耳の症状、老化が早い、むくみなど

対策 「腎」の働きを助ける
→ **基礎編** 腎（77頁参照）

RECOMMEND

栄養学 主食・主菜・副菜をそろえて食べることを心がける。ビタミンEは血流を促進する働きがある。カプサイシンやジンゲロールは発汗して血行をよくする働きがあるので、唐辛子や生姜を取り入れるのもいい。

ビタミンE うなぎ、モロヘイヤ、アーモンド、ひまわり油など

ツボ

下半身の冷え

三陰交《さんいんこう》：内くるぶしの１番高いところに小指をあて、指を４本そろえて人差し指があたるところを押しながら温める

代謝低下による冷え

腎兪《じんゆ》：へその高さで両側の腰骨に手をおき、親指があたるところを押しながら温める

参考 **中医学・薬膳のヒント** 気虚、血虚、気血両虚、気滞、血瘀、脾陽虚、腎陽虚、寒湿

女性の不調やトラブル

のぼせ・ほてり

のぼせ、ほてりは、上下の「寒熱」のバランスが崩れた状態です。自律神経の乱れ、食生活の乱れ、更年期など、さまざまな要因から起こります。

足元を温めて「気」「血」を循環させ、上下の「寒熱」のバランスを整えていきましょう。

早く眠ることが「血」「陰液」をつくることを助けるので、特に血虚、陰虚タイプの人は睡眠時間を確保してください。

足湯や半身浴もおすすめです。入浴は温まりますが、のぼせてしまう可能性があるので、長時間は禁物です。のぼせやほてりを感じたときは、顔や脇の下を一時的に冷やし、お腹、足首を温めるようにしましょう。

体を冷やす生もの、生野菜、寒涼性の食べものの摂りすぎ、冷たい飲みものの飲みすぎに注意しましょう。

共通セルフケア
SELF-CARE

1 早く寝る

2 冷たい飲みものを控える

3 長時間の入浴（湯船につかる）を控える

冷やすところと温めるところを間違えない

のぼせ、ほてりは上半身に熱を感じる状態なので、首回りのあいた服装や脇の下の通気性のいい服装で熱を放出しやすくしましょう。

冷やしすぎもよくないので、ストールや羽織れる上着を常備するようにし、調整してください。

足元は冷えやすくなるので、できるだけ冷やさないような服装を心がけましょう。

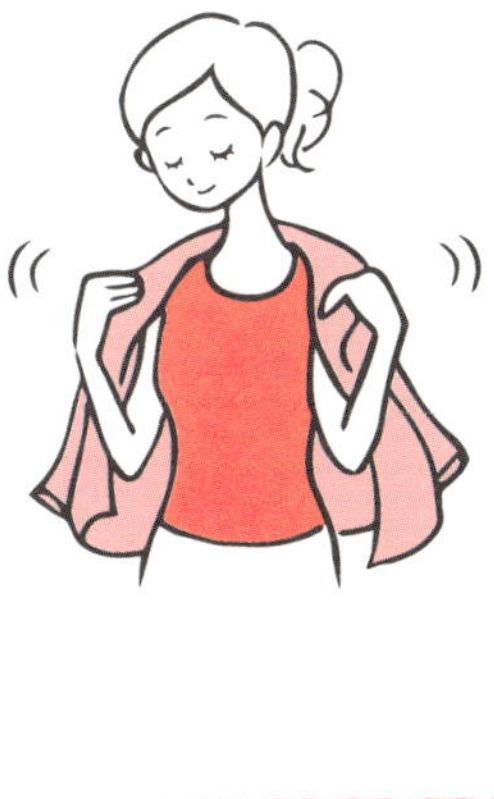

❶ 気虚《ききょ》タイプ

「気」が不足して「熱」エネルギーの配分をうまくできず、のぼせやほてりを感じる。疲れると微熱が出やすくなる

症状 やる気が出ない、かぜをひきやすい、手足の冷え、食後すぐに眠くなる、胃下垂など

対策 「気」を補う → **基礎編** 気虚タイプ（40頁参照）

❷ 血虚《けっきょ》タイプ

「血」が少なくなることで潤すことができなくなり、のぼせやほてりを感じる

症状 顔色が白っぽい、土気色っぽい、めまい、肌の乾燥、不眠、生理不順など

対策 「血」を補う→基礎編 血虚タイプ（45頁参照）

③陰虚《いんきょ》タイプ

体を冷やす「陰液」が少なくなっている状態となり、のぼせやほてりの症状が出る

症状 ほてり、のぼせ、皮膚や目の乾燥、寝汗、不眠など

対策 「陰液」を補う→基礎編 陰虚タイプ（51頁参照）

④気滞《きたい》タイプ

「気」の巡りがうまくいかず、「気」が停滞して「熱」となり、のぼせやほてりを感じる

症状 イライラ、怒りやすい、ストレスを感じる、頭痛・肩こり、ゲップ・ガス・しゃっくりが多い、喉につかえた感じなど

対策 「気」の巡りをよくする→基礎編 気滞タイプ（41頁参照）

⑤血瘀《けつお》タイプ

「血」の巡りが悪くなることで「血」とともに「気」が停滞して「熱」となり、のぼせやほてりを感じる

症状 顔色が暗い・くすみ、しみ・そばかす、足の血管が浮き出る、生理不順、頭痛・肩こりなど

対策 「血」の巡りをよくする→基礎編 血瘀タイプ（46頁参照）

Ⅰ 肝《かん》タイプ

「気」をうまく巡らせることができずに、熱エネルギーの分配がうまくできなくなり、のぼせやほてりを感じる

症状 イライラ、足がつる、目の症状、頭痛・肩こりなど張るような痛み、ストレスで悪化など

対策 「肝」の働きを助ける

→ **基礎編** 肝（59頁参照）

Ⅱ 腎《じん》タイプ

「腎」は陰陽をコントロールする働きがあり、働きが弱まるとのぼせやほてりの症状を感じる

症状 腰痛、足腰がだるい、耳の症状、老化が早い、むくみなど

対策 「腎」の働きを正常にする

→ **基礎編** 腎（77頁参照）

RECOMMEND

栄養学 女性ホルモンの原材料となるたんぱく質やビタミン、ミネラルをバランスよくとることで、自律神経系、免疫系、ホルモンバランスを整える。特にビタミンEは性ホルモンに関与する。更年期障害からくる場合は、エストロゲン（女性ホルモン）の減少が原因なので、エストロゲンと似た働きをするイソフラボンが多く含まれる大豆を積極的にとる。閉経後は骨粗しょう症になりやすいので、カルシウムやビタミンDも一緒にとるようにする。

ビタミンD 鮭、さんま、うなぎ、木くらげなど

ビタミンE うなぎ、モロヘイヤ、アーモンド、ひまわり油など

カルシウム
牛乳、チーズ、煮干し、干しえび、がんもどきなど

ツボ

冷えのぼせ **照海《しょうかい》**：内くるぶしの１番高いところから、親指１本分下がったくぼみを押す

イライラしてほてるとき
太衝《たいしょう》：足の親指と人差し指の間を上がっていき、骨とぶつかるところを押す

更年期症状に
湧泉《ゆうせん》：つま先からかかとまでの約３分の１のところにできる足の裏のくぼみを押す

参考 **中医学・薬膳のヒント** 気虚、肝血虚、血瘀、肝鬱気滞、肝腎陰虚

女性の不調やトラブル

むくみ

共通セルフケア
SELF-CARE

1 ふくらはぎのマッサージをする

2 体を冷やさない

3 塩分・水分のとりすぎに気をつける

日本は海に囲まれた島国なので、湿度が高く、「湿」による影響を受けやすい環境にあります。また、体を冷やす飲みものや食べものが多く、体が冷えることで水分代謝に影響してしまいます。

体の冷え（191頁参照）のときと同様、むくみを解消するためにも体を冷やす習慣を見直しましょう。熱タイプの人は肉類、糖分、油脂分、アルコール、乳製品によって、「湿」と「熱」を体にこもらせてしまうので、控えるようにします。

ふくらはぎの筋肉をつけると、筋肉のポンプ作用が働き、むくみの解消になります。

水分代謝をよくする

むくみのほとんどは、水分代謝に関わる「脾」「肺」「腎」の働きが弱まることで起こります。ほかにも「心」「肝」によってもむくみにつながることもあります。「五臓チェック表」（基礎編 55頁参照）で「心」「肝」が弱かった人は、「心」「肝」を助ける食材を取り入れましょう。

水分代謝が悪いと老廃物を体から排出することができなくなってしまうので、慢性化しないように早めにケアをしましょう。

例外として、風邪《ふうじゃ》（一般的には悪寒や発熱というようなかぜのような症状が出ることが多い）が体に入ったときも、上半身のむくみが起こります。

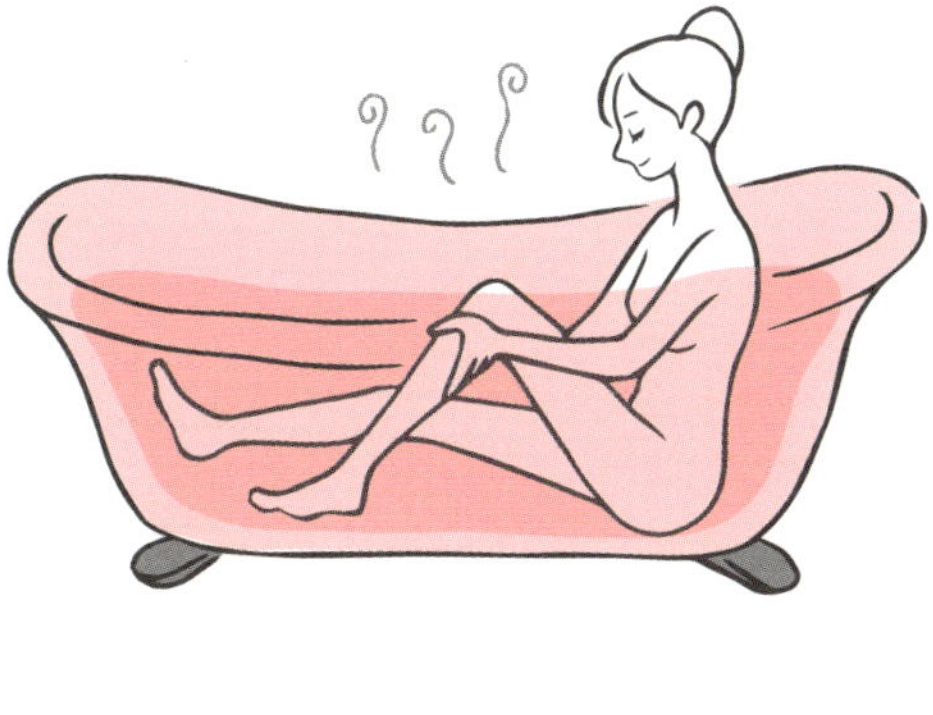

❶気虚《ききょ》タイプ・陽虚《ようきょ》タイプ

水分を動かすエネルギーの「気」が足りないことでむくむ

症状 やる気が出ない、かぜをひきやすい、手足の冷え、食後すぐに眠くなる、胃下垂など

対策 「気」を補う → **基礎編** 気虚タイプ（40頁参照）

❷気滞《きたい》タイプ

水分を動かす「気」が巡らないことで、水分代謝が悪くなりむくむ

症状 イライラしたり怒りっぽい、ストレスを感じる、頭痛・肩こり、ゲップ・ガス・しゃっくりが多い、喉につかえた感じなど

対策 「気」の巡りをよくする → **基礎編** 気滞タイプ（41頁参照）

❸水滞《すいたい》タイプ

体に余分な水分が溜まることでむくむ

症状 むくみ、体が重だるい・倦怠感、軟便・下痢しやすい、めまい・吐き気、アレルギーなど

対策 「津液」の巡りをよくする → **基礎編** 水滞タイプ（52頁参照）

❹寒《かん》（冷え・陽虚《ようきょ》）タイプ

体が冷えることで、水分代謝が悪くなりむくむ。もしくは温める「気」が足りず、体が冷え

て水分代謝が悪くなりむくむ

症状 手足の冷え、顔色が青白い、温かいものを飲みたがる、軟便・下痢しやすい、尿量が多く色が薄い

対策 体を温める → **入門編** 食性の温熱性（21頁参照）
→ **基礎編** 陽虚タイプ（40頁参照）・寒タイプ（80頁参照）

⑤ 熱《ねつ》（暑がり）タイプ

油っぽいもの、辛いもの、甘いもの、アルコールなどのとりすぎによって余分な「湿」と「熱」が発生し、消化器官に負担がかかってむくむ

症状 口渇、顔色が赤い、目が赤い、便秘、皮膚の炎症

対策 体の余分な「熱」を取り除く → **入門編** 食性の寒涼性（21頁参照）
→ **基礎編** 熱（暑がり）タイプ（82頁参照）

Ⅰ 脾《ひ》タイプ

「脾」の栄養分や水分を持ちあげて運搬する働きが低下することでむくむ

症状 食欲不振、疲れやすい、お腹が張る、食後に眠くなる、軟便、アザができやすい、全身がむくむ

対策 「脾」の働きを正常にする → **基礎編** 脾（67頁参照）

Ⅱ 肺《はい》タイプ

呼吸によって体内の水分を輸送・排泄する働きが低下することでむくむ

症状 咳・痰が出やすい、肌のトラブル、かぜをひきやすい、呼吸しづらい、鼻の症状など、特に顔や上半身がむくむ

対策 「肺」の働きを助けたり、潤す → **基礎編** 肺（72頁参照）

Ⅲ 腎《じん》タイプ

「腎」の不要な水分を排泄する働きがうまくいかずにむくむ

症状 腰痛、足腰がだるい、耳の症状、老化が早い、特に下半身がむくむ

対策 「腎」の働きを助ける → **基礎編** 腎（77頁参照）

RECOMMEND

栄養学 体内の水分は、カリウムとナトリウムのバランスで調整されている。カリウムが不足すると、ナトリウムが水分と一緒に細胞内に入ってむくみにつながるので、ナトリウムを控えてカリウムをしっかりとるようにする。ナトリウムは塩に含まれているので、調味料などの使いすぎに注意する。

カリウム 果物（アボカド、バナナなど）、野菜（ほうれん草など）、芋類（さといもなど）、海藻（昆布など）、大豆

ツボ

目のむくみ

太陽《たいよう》：眉毛と目の端の中間から指１本分後ろのややくぼんだところを押す

顔のむくみ

天容《てんよう》：下あごの骨の後ろ、両耳の下のところを押す

下半身のむくみ

腎兪《じんゆ》：へその高さで両側の腰骨に手をおき、親指があたるところを押す

代謝低下によるむくみ

太渓《たいけい》：内くるぶしの後ろのくぼんだところを押す

生理前のむくみ

三陰交《さんいんこう》：内くるぶしの１番高いところに小指をあて、指を４本そろえて人差し指があたるところを押す

参考 **中医学・薬膳のヒント** 脾陽虚、肺気虚、腎陽虚、気滞、寒湿、温熱

女性の不調やトラブル

不妊

お腹を押さえたとき、硬い人は「気」や「血」の巡りが悪いことが多く、やわらかすぎる人は「気」が足りなくなっていることが多いです。

子宮は冷えていると女性ホルモンの分泌が少なくなり、卵子の育ちが悪くなったり、着床にしにくくなったりします。

「気血陰液」が足りない人は、まずは補いつつ巡らしましょう。巡っていない人は運動をしながら巡らせていきます。ストレスを溜めてしまうと「気」の巡りが悪くなってしまいます。

体調を整えながら、おおらかにすごして、精神も安定させることが大切です。早寝早起きをすることで、ホルモンのバランスも整えましょう。

23時〜3時は陰と陽の切り替えと古い「血」を浄化し、新しい「血」をつくる時間です。

陰陽のバランスを整えるのに大切な時間なので、しっかりと睡眠をとって養生しましょう。

共通セルフケア
SELF-CARE

1 早寝早起きをする

2 適度な運動をする

3 ストレスを溜めず、おおらかにすごす

腎を元気にする

不妊は、「腎」がホルモンや生殖活動を担っているため、「腎」が弱まっていると考えます。「腎」にいい、山芋、黒豆、黒ごまなどの黒い食材、えび、クコの実などを積極的にとるようにします。干しえびであれば常備でき、煮物、スープ、おひたしと、いろいろなものに取り入れやすいです。

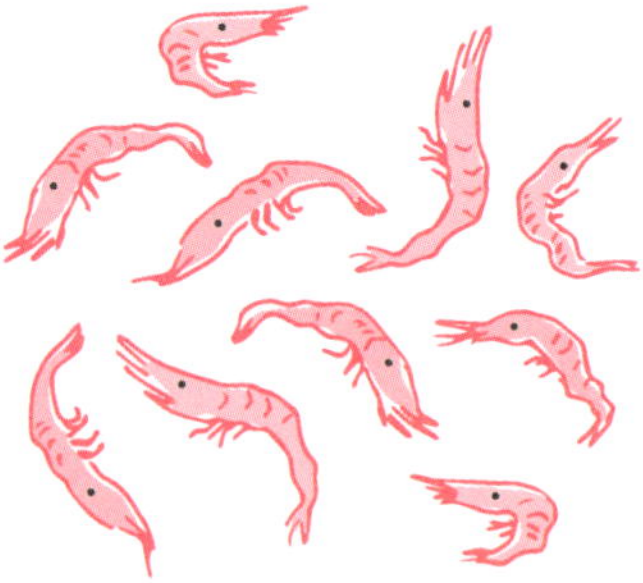

「腎」の働きを助け、足腰の冷えの解消によい干しえび

❶ 気虚《ききょ》タイプ・陽虚《ようきょ》タイプ

体力不足な状態。体を温める力が足りず、子宮が冷えてしまい、子宮の働きが弱くなる

症状 やる気が出ない、かぜをひきやすい、手足の冷え、食後すぐに眠くなる、胃下垂など

対策 「気」を補う → **基礎編** 気虚タイプ（40頁参照）

❷ 血虚《けっきょ》タイプ

「血」が少なくなることで子宮に栄養分が行き渡らず、子宮の働きが弱くなる

症状 顔色が白っぽい、土気色っぽい、めまい、肌の乾燥、不眠、生理不順など

対策 「血」を補う → **基礎編** 血虚タイプ（45頁参照）

❸ 陰虚《いんきょ》タイプ

「陰液」が少なく、子宮に潤いがなくなってしまう。また、ひどくなると「熱」をこもらせてしまう

症状 ほてり、のぼせ、皮膚や目の乾燥、寝汗、不眠など

対策 「陰液」を補う → **基礎編** 陰虚タイプ（51頁参照）

❹ 気滞《きたい》タイプ

「気」の巡りがうまくいかず「血」の巡りも悪くなることで、子宮に「血」がうまく運ばれなくなる

症状 イライラ、怒りやすい、ストレスを感じる、頭痛・肩こり、ゲップ・ガス・しゃっくりが多い、喉につかえた感じなど

対策 「気」の巡りをよくする → **基礎編** 気滞タイプ（41頁参照）

❺ 血瘀《けつお》タイプ

「血」の巡りが悪くなることで、子宮内に余分な「血」を貯めてしまう

症状 顔色が暗い・くすみ、しみ・そばかす、足の血管が浮き出る、生理不順、頭痛・肩こりなど

対策 「血」の巡りをよくする → **基礎編** 血瘀タイプ（46頁参照）

❻水滞《すいたい》タイプ

「湿」が邪魔をして「気」「血」の運行を妨げ、子宮に影響する

症状 むくみ、体が重だるい・倦怠感、軟便・下痢しやすい、めまい・吐き気、アレルギーなど

対策 「津液」の巡りをよくする → **基礎編** 水滞タイプ（52頁参照）

❼寒《かん》（冷え・陽虚《ようきょ》）タイプ

体全体が冷えていることで子宮も冷えてしまい、子宮の働きが弱くなる。体を温める「気」が少ないことでも起こる

症状 手足の冷え、顔色が青白い、温かいものを飲みたがる、軟便、下痢しやすい、尿量が多く色が薄い

対策 体を温める → **入門編** 食性の温熱性（21頁参照）
→ **基礎編** 陽虚タイプ（40頁参照）・寒タイプ（80頁参照）

Ⓘ肝《かん》タイプ

「気」をうまく巡らすことができず子宮が冷えてしまい、子宮の働きが弱くなる

症状 イライラ、足がつる、目の症状、頭痛・肩こりなど張るような痛み、ストレスで悪化など

対策 「肝」の働きを助ける → **基礎編** 肝（59頁参照）

Ⅱ 腎《じん》タイプ

「腎」は生殖をコントロールしているので、「気」「血」「津液」などが足りなくなると「腎」の働きが弱くなり、妊娠しにくくなる

症状 腰痛、足腰がだるい、耳の症状、老化が早い、むくみなど

対策 「腎」の働きを助ける

→ 基礎編 腎（77頁参照）

RECOMMEND

栄養学 たんぱく質、鉄、亜鉛、ビタミンB群、ビタミンA、ビタミンE、カルシウムが必要となる。特に子宮内膜の強化や子宮内の血流促進に効果があり、赤ちゃんの発育障害を防ぐ葉酸、血液をつくり子宮環境を整える鉄、女性ホルモンの分泌を活性化させ赤ちゃんの発育に必要な亜鉛をとる。

葉酸 レバー、モロヘイヤ、ブロッコリー、ほうれん草、枝豆など

鉄 レバー、赤身の肉、いわし、まぐろ、ひじき、切り干し大根、小松菜、ほうれん草など

※ 動物性の食材のほうが鉄の吸収率がいい。

亜鉛 牡蠣、牛肩肉、高野豆腐、大豆など

※ 妊娠した場合、とりすぎると胎児奇形のリスクが高まるといわれているビタミンAを多く含んでいるレバーに気をつける。

ツボ

お腹を温めるツボ

関元《かんげん》：へそから指4本分下がったところを押しながら温める

女性のツボ 三陰交《さんいんこう》：内くるぶしの1番高いところに小指をあて、指4本そろえて人差し指があたるところを押す

血巡りが悪い 血海《けっかい》：膝の皿の内側の角から指3本分あがったところを押す

生殖器の働きを助ける 腎兪《じんゆ》：へその高さで両側の腰骨に手を置き、親指があたるところを押す

参考 **中医学・薬膳のヒント** 気血両虚、肝鬱気滞、血瘀、腎陰虚、腎陽虚、痰湿

生理痛

女性の不調やトラブル

本来、生理痛がないことが正常と考えられています。生理痛には「肝」「腎」が深く関わります。「気」「血」の不足もしくは巡りが悪いことで起こるので、あなたの体調がどうかという指標にもなります。

周期が28日前後（21～35日は正常範囲）、生理期間は3～7日（4～5日の人が多い）、量は、多い日は「長時間用のナプキン」で2時間をすごせる程度、色は赤く、粘り気がなく、レバー状のものがない状態が正常の状態といわれています。生理中は、体の老廃物を出すデトックスのときです。ゆったりとすごすことで、「気」「血」の消耗を少なくし、気持ちもゆったりとさせて、ストレスを溜めないようにすることで痛みを軽減させましょう。

腰回りの血流をよくするのに、日ごろから骨盤回しをするのもおすすめです（生理中は控えましょう）。PMS（月経前症候群）は、気虚、血虚、気滞タイプになるので、あわせて確認してみてください。

共通セルフケア
SELF-CARE

1 ストレスを発散する

2 偏食をしない

3 ゆったりとすごす

体を温めて、刺激物は避ける

生理痛は、気虚、寒タイプの人は温めると楽になります。「気」「血」を補い、巡らせて痛みを軽減させてください。熱タイプの人は香辛料などの刺激物、アルコールを控えましょう。

偏食をすると「気」「血」をつくることができなくなるばかりか、寒熱のバランスが崩れやすくなります。日ごろの食事内容を見直すだけでも改善されます。

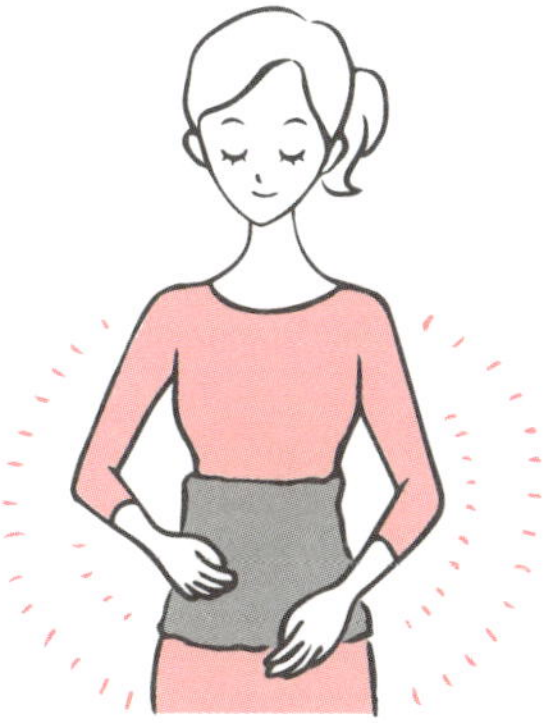

❶ 気虚《ききょ》タイプ・陽虚《ようきょ》タイプ

「気」が不足することで体が温められずに冷えてしまい、血の巡りが悪くなる。経血《けいけつ》量が少ないもしくは多くなる、周期が早まる、不正出血があるといった症状が出る

症状 やる気が起きない、かぜをひきやすい、手足の冷え、食後すぐに眠くなる、胃下垂など

対策 「気」を補う ⟶ **基礎編** 気虚タイプ（40頁参照）

❷ 血虚《けっきょ》タイプ

「血」の量が少なく、「血」が巡らないことで痛みとなる。また「気虚」も同時に発生していることが多い。生理の後半や生理後に痛みを感じ、経血《けいけつ》も薄くて少ない

症状 顔色が白っぽい、土気色っぽい、めまい、肌の乾燥、不眠、生理不順など

対策 「血」を補う ⟶ 基礎編 血虚タイプ（45頁参照）

❸ 気滞《きたい》タイプ

「気」が巡らないことで「血」が巡らせることができず、痛みが出る。生理前から張るような痛みがあり、生理がはじまると痛みが楽になる

症状 イライラしたり怒りっぽい、ストレスを感じる、頭痛・肩こり、ゲップ・ガス・しゃっくりが多い、喉につかえた感じなど

対策 「気」の巡りをよくする ⟶ 基礎編 気滞タイプ（41頁参照）

❹ 血瘀《けつお》タイプ

「血」の巡りが悪くなり、痛みが出る。痛みがひどく、針で刺すような痛みで、色が赤暗く、レバー状のものがある

症状 顔色が暗い・くすみ、しみ・そばかす、足の血管が浮き出る、生理不順、頭痛・肩こりなど

対策 「血」の巡りをよくする ⟶ 基礎編 血瘀タイプ（46頁参照）

❺ 水滞《すいたい》タイプ

「湿」とともに「寒」や「熱」があることで、「気」「血」の巡りが悪くなり、痛みとなる

症状 むくみ、体が重だるい・倦怠感、軟便・下痢、めまい・吐き気、アレルギーなど

対策 「津液」の巡りをよくする → **基礎編** 水滞タイプ（52頁参照）

❻ 寒《かん》（冷え・陽虚《ようきょ》）タイプ

体を温める「気」が少ないなど体が冷えることで、「血」が巡らず、痛みとなる。温めると楽になる

症状 手足の冷え、顔色が青白い、温かいものを飲みたがる、軟便、下痢、尿量が多く色が薄い

対策 体を温める → **入門編** 食性の温熱性（21頁参照）
→ **基礎編** 陽虚タイプ（40頁参照）・寒タイプ（80頁参照）

❼ 熱《ねつ》（暑がり）タイプ

「湿」と「熱」があることで「気」「血」の巡りが悪くなり、痛みとなる。灼熱感があり、激しい痛みで、温めるとさらに痛みが悪化する

症状 口渇、顔色が赤い、目が赤い、便秘、皮膚の炎症など

対策 体の余分な「熱」を取り除く → **入門編** 食性の寒涼性（21頁参照）
→ **基礎編** 熱タイプ（82頁参照）

Ⅰ 肝《かん》タイプ

「肝」は「血」を貯蔵する働きがあり、生理に関係が深い臓。下腹部の両脇の痛みや胸が張るといった症状がある

症状 イライラ、足がつる、目の症状、頭痛・肩こりなど張るような痛み、ストレスで悪化など

対策 「肝」の働きを助ける

→ 基礎編 肝（59頁参照）

Ⅱ 腎《じん》タイプ

「腎」は生殖に関する働きを担っているため、生理に関係が深い臓。下腹部から腰にかけて痛みがある

症状 腰痛、足腰がだるい、耳の症状、老化が早い、むくみなど

対策 「腎」の働きを助ける

→ 基礎編 腎（77頁参照）

RECOMMEND

栄養学 生理前に減少するセロトニンの合成を促進するビタミン B_6 を生理前からとると、月経前症候群（PMS）の症状を緩和することができる。また血行をよくして、性ホルモンのバランスを整えるビタミンEをとるのもいい。大豆は女性ホルモンのエストロゲンと似た働きをするイソフラボンが多く含まれている。

ビタミンE うなぎ、モロヘイヤ、アーモンド、ひまわり油など

ビタミンB_6 まぐろ、さんま、鮭、鶏ささみ、にんにくなど

ツボ

下腹部の痛みに 中極《ちゅうきょく》：へそから指５本分下がったところを押しながら温める

血の塊が多いとき 血海《けっかい》：膝の皿の内側の角から指３本分あがったところを押す

冷え性がある 三陰交《さんいんこう》：内くるぶしの１番高いところに小指をあて、指４本そろえて人差し指があたるところを押す

参考 **中医学・薬膳のヒント** 気虚、血虚、陽虚、気滞、血瘀、寒湿、湿熱

美容のトラブル
老化

女性は7の倍数、男性は8の倍数で体に大きな変化が出るといわれています。実際に35歳前後、42歳前後で不調が出てくる人が多くいます。老化予防は早くからはじめることがとても重要です。

老化予防は体に不要なものを排出し、必要なものを補充するということが大切です。老化に一番関連する臓は「腎」です。「腎」は生命力の源となる「精」を貯えているところです。「精」は成長や発育、生殖の基礎となるものなので、「精」が不足し「腎」が弱まると、腰痛、聴覚の衰え、白髪、骨がもろくなるなど、老化を感じる症状が出てきます。

共通セルフケア
SELF-CARE

1 しっかり睡眠をとる
2 バランスのとれた食事をする
3 運動とストレッチをする
4 老廃物を溜めない

年齢とともに、「排出」と「補充」を意識する

「脾」は体を構成する基本的な物質である「気」「血」「津液」をつくる大元となるところです。「気」「血」「津液」は、臓腑はもちろん体を動かすのに必要なものなので、不足すると老化が早くなります。「気」が不足して体が冷えると呼吸が浅くなり、息切れする、尿もれといった症状が出ます。年齢を重ねると老廃物を出す力が低下し、必要な「気」「血」「津液」をつくる力も低下します。排出と補充の両方を意識しましょう。

なお、皮膚に関する衰えが気になる人は「肺」にもアプローチしましょう。呼吸は「肺」と「腎」が担当しています。深い呼吸をすることで体中に必要な酸素を取り入れて、不要な二酸化炭素を出すことができます。

❶気虚《ききょ》タイプ・陽虚《ようきょ》タイプ

気が不足することで消化器官の働きが悪くなる。また気の温める働きも弱まり、老化が早まる

症状 やる気が出ない、かぜをひきやすい、手足の冷え、食後すぐに眠くなる、胃下垂など

対策 「気」を補う → **基礎編** 気虚タイプ（40頁参照）

❷血虚《けっきょ》タイプ

「血」が不足することで全身に栄養が行き渡らず、記憶力も落ち、老化が早まる

症状 顔色が白っぽい、土気色っぽい、めまい、肌の乾燥、不眠、生理不順など

対策 「血」を補う → **基礎編** 血虚タイプ（45頁参照）

❸陰《いん》虚《きょ》タイプ

体を潤すものが少なくなることで皮膚が乾燥し、しわなどができやすくなったり、記憶力が落ちるなど、老化が早まる

症状 ほてり、のぼせ、皮膚や目の乾燥、寝汗、不眠など

対策 「陰液」を補う → **基礎編** 陰虚タイプ（51頁参照）

❹寒《かん》（陽《よう》虚《きょ》）タイプ

体が冷えていることで、内臓の働きが低下し、「気」「血」「津液」をつくる力が低下して老化が早まる

症状 手足の冷え、顔色が青白い、温かいものを飲みたがる、軟便、下痢、尿量が多く、色が薄い

対策 体を温める → **入門編** 食性の温熱性（21頁参照）
→ **基礎編** 陽虚タイプ（40頁参照）

Ⅰ 脾《ひ》タイプ

「脾」が弱り、「気」「血」「津液」をつくり出すことができなくなることで老化が早まる

症状 食欲不振、疲れやすい、お腹が張る、食後に眠くなる、軟便、アザができやすいなど

対策 「脾」の働きを正常にする

→ **基礎編** 脾（67頁参照）

Ⅱ 腎《じん》タイプ

「腎」は成長、発育、老化に関与している臓で、生命の源となる「精」を貯蔵している。「腎」が弱ると老化が早まる

症状 腰痛、足腰がだるい、耳の症状、老化が早い、むくみなど

対策 「腎」の働きを助ける

→ **基礎編** 腎（77頁参照）

RECOMMEND

栄養学 老化予防には抗酸化、抗炎症作用が有効。抗酸化作用、抗炎症作用のあるビタミンA、C、E、抗炎症作用のあるビタミンD、亜鉛をとる。

ビタミンA うなぎ、レバー、緑黄色野菜など

ビタミンD 鮭、さんま、うなぎ、木くらげなど

ビタミンE うなぎ、モロヘイヤ、アーモンド、ひまわり油など

ビタミンC 赤ピーマン、ブロッコリー、柿など新鮮な野菜や果物

亜鉛 牡蠣、牛肩肉、高野豆腐、大豆など

ツボ

排尿トラブル 太渓《たいけい》：内くるぶしの後ろのくぼんだところを押す

「血」の巡りを改善 湧泉《ゆうせん》：つま先からかかとまでの約3分の1のところにできる足の裏のくぼみを押す

クマや目元のたるみ 四白《しはく》：瞳の下で、骨のへりにあるくぼみを押す

ほうれい線 迎香《げいこう》：小鼻の横でほうれい線の始まるところを押す

参考 **中医学・薬膳のヒント** 脾気虚、血虚、腎陰虚、腎陽虚、腎精不足

美容のトラブル

しみ・くすみ

紫外線にあたってメラニン色素が沈着してしまうと、しみになります。

日常生活の不摂生、疲れ、ストレスなどで内臓が弱まったり、「気」「血」の不足や巡りが悪くなることで血瘀《けつお》になると、ターンオーバーが遅くなってしみやくすみになります。しみやくすみの原因の多くは血瘀です。

共通セルフケア SELF-CARE

1 外出時は紫外線から皮膚を守る

2 しっかり睡眠をとる

肌をきれいにしたいなら「肝」「腎」を休ませる

年齢を重ねると「肝」「腎」の働きが弱くなり、症状が出やすくなります。「肝」と「腎」はお互いに助けあっています。

「肝」「腎」両方を助ける食材をとること、また血瘀の原因となっている不足や巡りを改善することで、透明感のある肌になります。

睡眠をしっかりとり、「肝」「腎」を休ませ、ホルモンのバランスを整えましょう。

❶気虚《ききょ》タイプ・陽虚《ようきょ》タイプ

症状 「気」が足りず、「血」が巡らなくなり、しみ・くすみとなる
やる気が出ない、かぜをひきやすい、手足の冷え、食後すぐに眠くなる、胃下垂など

対策 「気」を補う → **基礎編** 気虚タイプ（40頁参照）

❷血虚《けっきょ》タイプ

「血」が少ないことで皮膚に栄養が行かず、しみ・くすみとなる

症状 顔色が白っぽい、土気色っぽい、めまい、肌の乾燥、不眠、生理不順など

対策 「血」を補う → **基礎編** 血虚タイプ（45頁参照）

❸陰虚《いんきょ》タイプ

潤いが足りず、熱が発生してしみ・くすみとなる

症状 ほてり、のぼせ、皮膚や目の乾燥、寝汗、不眠など

対策 「陰液」を補う → **基礎編** 陰虚タイプ（51頁参照）

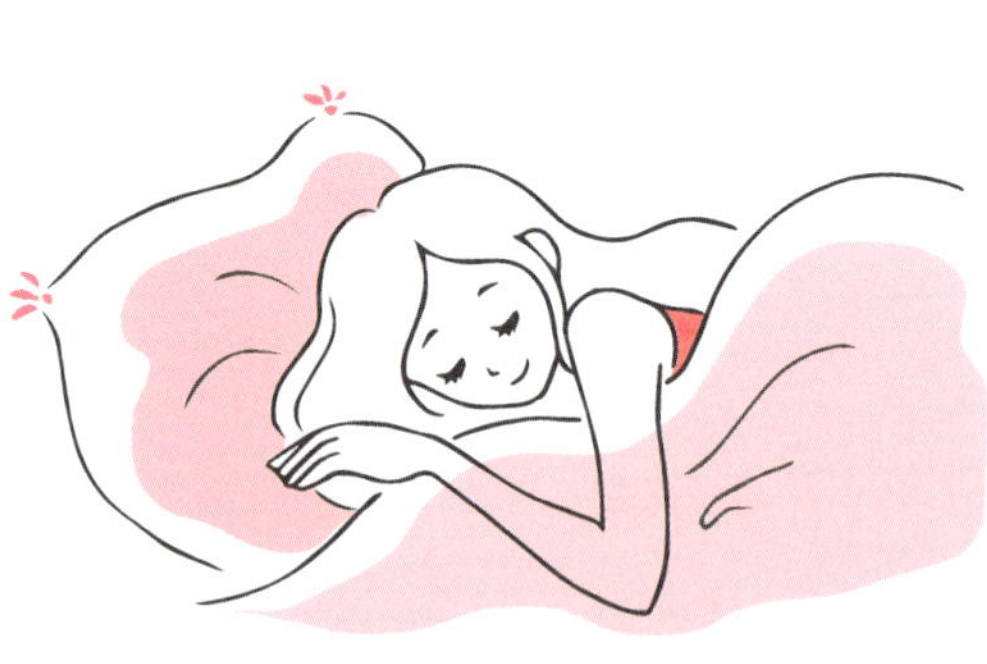

❹気《き》滞《たい》タイプ

「気」が巡らないことで、「血」も巡らず、栄養と潤いが皮膚に行かずしみ・くすみとなる

症状 イライラ、怒り、ストレス、頭痛・肩こり、ゲップ・ガス・しゃっくりが多い、喉につかえた感じなど

対策 「気」の巡りをよくする → **基礎編** 気滞タイプ（41頁参照）

❺血《けつ》瘀《お》タイプ

「血」が巡らず、色素が沈着することでしみ・くすみとなる

症状 顔色が暗い・くすみ、しみ・そばかす、足の血管が浮き出る、生理不順、頭痛・肩こりなど

対策 「血」の巡りをよくする → **基礎編** 血瘀タイプ（46頁参照）

❻寒《かん》（陽《よう》虚《きょ》）タイプ

体を温める「気」が少ないことで「血」の巡りが悪くなり、しみとなる

症状 手足の冷え、顔色が青白い、温かいものを飲みたがる、軟便、下痢しやすい、尿量が多く色が薄い

対策 体を温める → **入門編** 食性の温熱性（21頁参照）
→ **基礎編** 陽虚タイプ（40頁参照）

Ⅰ 肝《かん》タイプ

「肝」は「気」と「血」の巡りに関連している臓なので、働きが弱まると「気」「血」の巡りが悪くなり、しみやくすみとなる

症状 イライラ、足がつる、目の症状、頭痛・肩こりなど張るような痛み、ストレスで悪化など

対策 「肝」の働きを助ける
→ 基礎編 肝（59頁参照）

Ⅱ 腎《じん》タイプ

「腎」が弱まるとホルモンバランスが乱れ、しみができやすくなる

症状 腰痛、足腰がだるい、耳の症状、老化が早い、むくみなど

対策 「腎」の働きを助ける
→ 基礎編 腎（77頁参照）

RECOMMEND

栄養学 皮膚の表面に紫外線があたることで増えるメラニン色素の沈着を防止するビタミンCや、抗酸化作用の強いビタミンEが効果的。ビタミンB_2は細胞の再生を助けるので、肌の新陳代謝を高めてメラニン色素を排泄する。細胞の新生に役立つ葉酸をあわせてとるのも効果的。

ビタミンE うなぎ、モロヘイヤ、アーモンド、ひまわり油など

ビタミンB_2 レバー、さば、さんま、牛乳、納豆など

葉酸 レバー、モロヘイヤ、ブロッコリー、ほうれん草、枝豆など

ビタミンC 赤ピーマン、ブロッコリー、柿など新鮮な野菜や果物

ツボ

肝斑 太陽《たいよう》：眉毛と目の端の中間から指1本分後ろのややくぼんだところを押す

そばかす 四白《しはく》：瞳の下で、骨のへりにあるくぼみを押す

肌代謝UP
腎兪《じんゆ》：へその高さで両側の腰骨に手を置き、親指があたるところを押す

参考 中医学・薬膳のヒント 気虚、血虚、気滞血瘀、肝腎不足、腎陽虚

美容のトラブル

肌の乾燥

肌の乾燥は空気の乾燥以外に、体の潤いが足りず毛穴から皮膚を潤すことができないことでトラブルが起こります。

栄養を与える「血」や潤いを与える「津液」が体内で不足しているため、肌も栄養と潤いが足りなくなってしまい、乾燥してしまいます。「気」が足りない場合も、肌まで「血」と「津液」が行き渡らないので乾燥してしまいます。「気」「血」「津液」を使いすぎると乾燥が悪化するので、しっかり睡眠をとりましょう。

共通セルフケア SELF-CARE

1 辛いもの、刺激物、アルコールを控える

2 保湿を心がける

3 しっかり睡眠をとる

食材で肌の乾燥をコントロールする

白きくらげは美肌によく、肌に潤いを与えてくれる食材です。おかずに使ってもいいですし、コンポートのようなデザートとして使っても美味しいです。白きくらげは、長時間

火にかけるとコラーゲンが増すといわれており、体からも吸収しやすくなります。

肌がジュクジュクしている場合は「湿」が影響しているので、「湿」を取り除く食材を（52頁参照）取り入れましょう。

❶気虚《ききょ》タイプ

「気」が「血」と「津液」を体中に分配する役割をするため、「気」が足りないことで肌を潤すことができなくなる

症状 やる気が出ない、かぜをひきやすい、手足の冷え、食後すぐに眠くなる、胃下垂など

対策 「気」を補う→ **基礎編** 気虚タイプ（40頁参照）

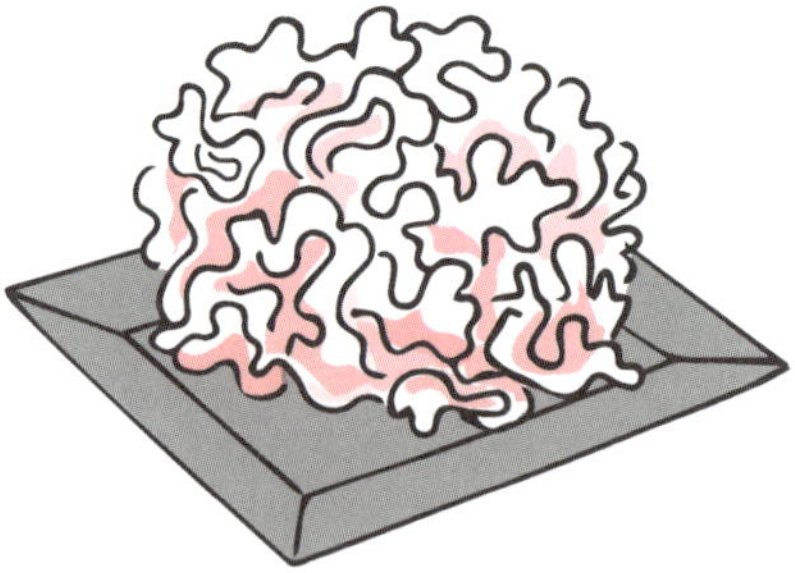
体に潤いを与えて美肌にいい白きくらげ

❷血虚《けっきょ》タイプ

「血」が少なく、肌に栄養と潤いを与えることができずに乾燥してしまう。かゆみが出ることもある

症状 顔色が白っぽい、土気色っぽい、めまい、肌の乾燥、不眠、生理不順など

対策 「血」を補う→ **基礎編** 血虚タイプ（45頁参照）

❸ 陰虚《いんきょ》タイプ

「陰液」が足りず、肌もカサカサして乾燥してしまう

症状 ほてり、のぼせ、皮膚や目の乾燥、寝汗、不眠など

対策 「陰液」を補う → **基礎編** 陰虚タイプ（51頁参照）

❹ 熱《ねつ》（暑がり）タイプ

体の余分な「熱」で肌を潤す水分が足りず、炎症によって乾燥してしまう

症状 口渇、顔色が赤い、目が赤い、便秘、皮膚の炎症など

対策 体の余分な「熱」を取り除く → **入門編** 食性の寒涼性（21頁参照）
→ **基礎編** 熱タイプ（82頁参照）

Ⅰ 脾《ひ》タイプ

「脾」が弱ることで、「気」「血」「津液」をつくる能力が低下してしまい、「気」「血」「津液」が不足してしまう

症状 食欲不振、疲れやすい、お腹が張る、食後に眠くなる、軟便、アザができやすいなど

対策 「脾」の働きを正常にする → **基礎編** 脾（67頁参照）

Ⅱ 肺《はい》タイプ

「肺」は皮膚と関連しているので、「肺」が弱っていると毛穴から皮膚を潤すことができずに

乾燥してしまう

症状 咳・痰が出やすい、肌のトラブル、かぜをひきやすい、呼吸しづらい、鼻の症状など

対策 「肺」の働きを助けたり、潤す
→ **基礎編** 肺（72頁参照）

Ⅲ 腎《じん》タイプ

水分代謝は「腎」が中心に行っているので、「腎」の働きが弱くなると、体全体に必要な水分が行き渡らなくなり、肌も乾燥してしまう

症状 腰痛、足腰がだるい、耳の症状、老化が早い、むくみなど

対策 「腎」の働きを助ける
→ **基礎編** 腎（77頁参照）

RECOMMEND

栄養学 肌に潤いを与えるビタミンAをとるようにする。また肌はたんぱく質からできているので、たんぱく質が不足していないかを確認する。保湿に必要なコラーゲンの生成を助けるビタミンCをとる。

たんぱく質 魚、肉、卵、大豆・大豆製品

ビタミンA うなぎ、レバー、緑黄色野菜など

ビタミンC 赤ピーマン、ブロッコリー、柿など新鮮な野菜や果物

ツボ

乾燥全般に **肺兪《はいゆ》**：下を向くと出る首の付け根の骨から骨の出っ張りを3つ下がり、指2本分外にいったところを押す

血巡りをよくする **血海《けっかい》**：膝の皿の内側の角から指3本分上がったところを押す

水分代謝アップ **陰陵泉《いんりょうせん》**：すねの太い骨の内側を下から膝に向けてさすりあげ、指の止まるところを押す

参考 **中医学・薬膳のヒント** 気虚、血虚、陰虚、血熱

美容のトラブル

にきび・吹き出もの

皮膚に関するトラブルの原因は、基本的には「肺」と考えますが、「肝」や「消化器官（脾・胃）」が原因の場合もあります。ストレスや生活リズムの乱れから内臓が弱ったり、うまく機能しないことでトラブルが起こります。ホルモンバランスの乱れも、にきびや吹き出ものができる原因になります。睡眠をしっかりとること、またしっかり排便をすることで、体の老廃物をしっかり出すようにします。便秘気味の人は、便秘（173頁参照）を改善することで肌のトラブルがよくなります。

共通セルフケア
SELF-CARE

1 辛い食べもの、脂っこい食べものを控える

2 睡眠をしっかりとる

3 排便を心がける

肌をきれいにする

辛い食べものや脂っぽい食べもの、暴飲暴食は、体、特に「胃」に「熱」をこもらせてしまい、症状がひどくなるので控えましょう。緑茶は体の余分な「熱」を取り除くので、いつも飲んでいる飲みものを、にきびや吹き出ものができたときに緑茶に変えてみましょ

う。はと麦は美肌によく、「熱」や余分な水分を取り除いてくれます。ひき割りのはと麦をお米と一緒に入れて炊くのもおすすめです。

※ はと麦は妊娠初期の人は控えてください。

❶ 気《き》滞《たい》タイプ

ストレスで「気」が巡らなくなることで「熱」がこもってしまい、にきびや吹き出ものができやすくなる

症状 イライラ、怒り、ストレスを感じる、頭痛・肩こり、ゲップ・ガス・しゃっくりが多い、喉につかえた感じなど

対策 「気」の巡りをよくする → **基礎編** 気滞タイプ（41頁参照）

❷ 血《けつ》瘀《お》タイプ

「血」の巡りだけでなく「湿」と「熱」があると、顔だけでなく、胸や背中にも広がってできやすくなる

症状 顔色が暗い・くすみ、しみ・そばかす、足の血管が浮き出る、生理不順、頭痛・肩こりなど

対策 「血」の巡りをよくする → **基礎編** 血瘀タイプ（46頁参照）

❸ 水滞《すいたい》タイプ

余分な水分があることで「熱」をうまく発散させることができず、「熱」がこもってしまい、にきびや吹き出ものができやすくなる

症状 むくみ、体が重だるい・倦怠感、軟便・下痢しやすい、めまい・吐き気、アレルギーがあるなど

対策 「津液」の巡りをよくする → **基礎編** 水滞タイプ（52頁参照）

❹ 熱《ねつ》（暑がり）タイプ

「熱」をうまく体の外に出すことができないことで、にきびや吹き出ものとして出てしまう

症状 口渇、顔色が赤い、目が赤い、便秘、皮膚の炎症など

対策 体の余分な「熱」を取り除く → **入門編** 食性の寒涼性（21頁参照）→ **基礎編** 熱タイプ（82頁参照）

Ⅰ 肝《かん》タイプ

「肝」の働きがうまくいかないことで「気」の巡りが悪くなり、にきびや吹き出ものができる

症状 イライラ、足がつる、目の症状、頭痛・肩こりなど張るような痛み、ストレスで悪化など

対策 「肝」の働きを助ける → **基礎編** 肝（59頁参照）

Ⅱ 脾《ひ》タイプ

消化器官が弱って水分代謝がうまくいかず、「湿」が溜まると、にきびや吹き出ものができやすくなる。胃に「熱」がこもると、口の周りににきびや吹き出ものができやすい

症状 食欲不振、疲れやすい、お腹が張る、食後に眠くなる、軟便、アザができやすいなど

対策 「脾」の働きを正常にする

→ 基礎編 脾（67頁参照）

Ⅲ 肺《はい》タイプ

肌がもともと弱く、乾燥しやすい。「肺」に「熱」がこもってしまい、にきびや吹き出ものができやすくなる

症状 咳・痰が出やすい、肌のトラブル、かぜをひきやすい、呼吸しづらい、鼻の症状など

対策 「肺」の働きを助けたり、潤す

→ 基礎編 肺（72頁参照）

RECOMMEND

栄養学

皮膚を健康に保つビタミンA、ビタミンB_6をとるようにする。ビタミンB_2は細胞の再生を助けてきれいな肌をつくる。ビタミンB_2が不足するとにきびができやすくなる。細胞の新生に役立つ葉酸をあわせてとるのも効果的。油っぽいものは毛穴を詰まらせてしまうので控える。また甘いものアルコールなど、刺激物はにきびを悪化させる。

ビタミンA うなぎ、レバー、緑黄色野菜など

ビタミンB_2 レバー、さば、さんま、牛乳、納豆など

ビタミンB_6
まぐろ、さんま、鮭、鶏ささみ、にんにくなど

葉酸 レバー、モロヘイヤ、ブロッコリー、ほうれん草、枝豆など

ツボ

ストレスによる吹き出物
足三里《あしさんり》：膝の皿の下、外側のくぼみから指４本分下で小指があたるところを押す

血行不良による吹き出物 三陰交《さんいんこう》：内くるぶしの１番高いところに小指をあて、指４本そろえて人差し指があたるところを押す

余分な水分を取る 陰陵泉《いんりょうせん》：すねの太い骨の内側を下から膝に向けてさすりあげ、指の止まるところを押す

余分な熱を取る 曲池《きょくち》：肘を曲げたときにできる横ジワの外側のくぼみを押す

参考 中医学・薬膳のヒント　気滞血瘀、湿熱、血熱

美容のトラブル

ダイエット

本来ダイエットとは、健康や美容などを目的として、食事の内容や量をコントロールすることを意味しています。ここでは食事内容をコントロールして、体重を軽くすることについてのみ注目しています。

体重は遺伝的なものもありますが、食べすぎ飲みすぎ、運動不足、年齢を重ねて「脾」や「腎」の働きが弱まり、代謝が落ちてくるといった原因で増えたり、落ちにくくなります。

食べすぎてしまうと老廃物も溜まり、コレステロールや中性脂肪などが増えて、血液がドロドロになります。

排便や運動をして巡りをよくするなど、排泄力を高めて老廃物をしっかりと体から出すことが大切です。

共通セルフケア
SELF-CARE

1 しっかり睡眠をとる

2 ストレッチをする

3 水分を取りすぎない

体質にあった食事をバランスよくとる

体重を落とすときに気をつけたいのが、リバウンドです。

リバウンドをしてしまう場合の多くが、もとの状態より筋肉が落ちて、脂肪が増えてしまうケースです。そうするとさらに代謝が落ちてしまい、体が冷えて痩せにくくなってしまいます。

無理な置き換えダイエットは控えて、あなたの体質にあった食事をバランスよく食べて、健康的な体を目標にしてください。

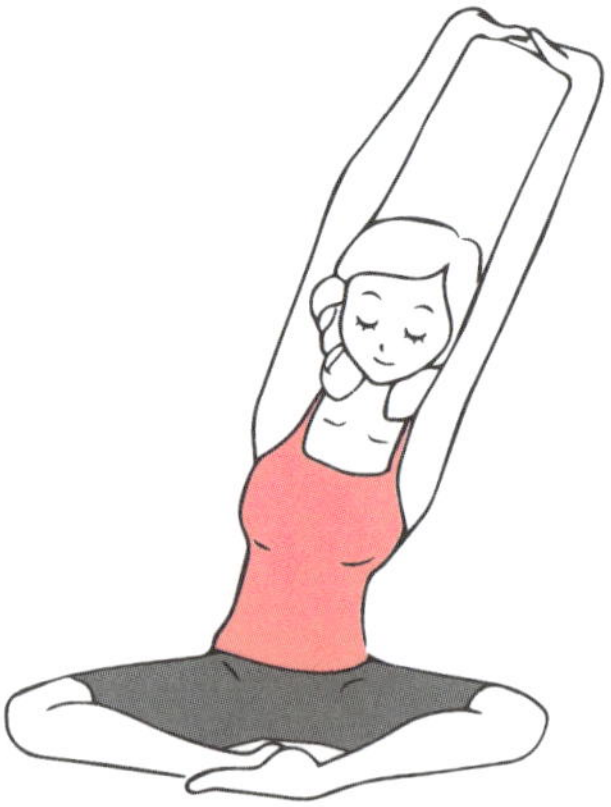

❶ 気虚《ききょ》タイプ・陽虚《ようきょ》タイプ

症状 生命エネルギーの源となる「気」が足りず、代謝能力が弱く、特に下半身が太りやすくなる
やる気が出ない、かぜをひきやすい、手足の冷え、食後すぐに眠くなる、胃下垂など

対策 「気」を補う → **基礎編** 気虚タイプ（40頁参照）

❷ 気滞《きたい》タイプ

「気」の巡りが悪く、新陳代謝がうまくいかないことで太りやすくなる。ストレスなどで体重の変動が大きく、お腹あたりが張った感じで太りやすくなる

症状 イライラしたり怒りっぽい、ストレスを感じる、頭痛・肩こり、ゲップ・ガス・しゃっくりが多い、喉につかえた感じなど

対策 「気」の巡りをよくする → **基礎編** 気滞タイプ（41頁参照）

❸ 血瘀《けつお》タイプ

血の巡りが悪く、体が冷えてしまうことで代謝が落ちて太りやすくなる

症状 顔色が暗い・くすみ、しみ・そばかす、足の血管が浮き出る、生理不順、頭痛・肩こりなど

対策 「血」の巡りをよくする → **基礎編** 血瘀タイプ（46頁参照）

❹ 水滞《すいたい》タイプ

体に余分な水分があることで下半身がむくんで太ったり、余分な水分が熱でドロドロになり、べっとりと内臓などについて太ってしまう

症状 むくみ、体が重だるい・倦怠感、軟便・下痢しやすい、めまい・吐き気、アレルギーがあるなど

対策 「津液」の巡りをよくする → **基礎編** 水滞タイプ（52頁参照）

⑤寒《かん》（陽《よう》虚《きょ》）タイプ

体を温める「気」が少ないなど、体が冷えてしまうことで代謝が落ちる。ぽちゃっとして筋肉が少ない人に多い

症状 手足の冷え、顔色が青白い、温かいものを飲みたがる、軟便・下痢をしやすい、尿量が多く色が薄い

対策 体を温める
→ **入門編** 食性の温熱性（21頁参照）
→ **基礎編** 陽虚タイプ（40頁参照）・寒タイプ（80頁参照）

⑥熱《ねつ》（暑がり）タイプ

体に「熱」があると、食べても食べても満足できずどんどん食べてしまい、太ってしまう。「湿」と「熱」がある場合は、体脂肪が多くなる傾向にある

症状 口渇、顔色が赤い、目が赤い、便秘、皮膚の炎症など

対策 体の余分な「熱」を取り除く
→ **入門編** 食性の寒涼性（21頁参照）
→ **基礎編** 熱タイプ（82頁参照）

Ⅰ肝《かん》タイプ

ストレスや緊張で自律神経が乱れて、「気」「血」がうまく巡らず、太りやすくなる

症状 イライラ、足がつる、目の症状、頭痛・肩こりなど張るような痛み、ストレスで悪化など

対策 「肝」の働きを助ける
→ **基礎編** 肝（59頁参照）

Ⅱ 脾《ひ》タイプ

「脾」が弱く「気」「血」がつくれないことで機能低下や栄養が不足し、代謝が落ちて太りやすくなる

症状 食欲不振、疲れやすい、お腹が張る、食後に眠くなる、軟便、アザができやすいなど

対策 「脾」の働きを正常にする
→ **基礎編** 脾（67頁参照）

Ⅲ 腎《じん》タイプ

年齢などによる衰えで、温める力が落ち、水分代謝が減ることで太りやすくなる

症状 腰痛、足腰がだるい、耳の症状、老化が早い、むくみなど

対策 「腎」の働きを助ける
→ **基礎編** 腎（77頁参照）

RECOMMEND

栄養学 食事はバランスよく食べて、量を調整する。野菜やきのこ、海藻はたっぷりとる。食物繊維はお腹を膨らませ、炭水化物の消化吸収を遅らせて、余分な脂肪を体の外に排出してくれる。糖質、脂質、たんぱく質の代謝に必要なビタミンB群もおすすめ。むくみが強い人はカリウムをとるといい。

ビタミンB群 玄米や全粒粉を使ったパン、豚肉、うなぎ、牡蠣など

カリウム 果物（アボカド、バナナなど）、野菜（ほうれん草など）、芋類（さといもなど）、海藻（昆布など）、大豆など

ツボ

イライラ気滞タイプ
足三里《あしさんり》：膝のお皿の下、外側のくぼみから指４本分下で小指があたるところを押す

低燃費気虚タイプ
気海《きかい》：へそから指２本分下がったところを押す

水太り滞りタイプ **豊隆《ほうりゅう》**：外くるぶしと膝の外の出っ張った骨（腓骨頭）を結んだ中間でややスネ寄りの筋肉の溝を押す

食べ過ぎ熱タイプ **合谷《ごうこく》**：親指と人差し指の間で骨がぶつかるところを押す

冷えタイプ **三陰交《さんいんこう》**：内くるぶしの１番高いところに小指をあて、指を４本そろえて人差し指があたるところを押す

参考 **中医学・薬膳のヒント** 脾虚湿困、脾腎陽虚、気滞血瘀、痰湿、肝気鬱結、胃熱

美容のトラブル

抜け毛

髪は「血の余り」といわれています。「血」が不足すると抜け毛や髪がパサついたりとトラブルが起きます。「湿」や「熱」があるタイプの人は、脂っぽく頭皮や髪がべたべたした感じになります。「肝」が弱ると「血」を全身に送れず、頭皮や髪に栄養を与えられなくなります。また老化などで「腎」が弱ると、ホルモンバランスが崩れ抜け毛の原因となります。「肝腎」を強化しながら、「血」を補います。水滞・熱タイプの人は、暴飲暴食、脂っぽいもの、辛いもの、アルコール、甘いものをよく食べていないかチェックして、控えることで「湿」や「熱」を軽減できます。

共通セルフケア
SELF-CARE

1 シャンプー前にブラッシングをする

2 頭皮をブラッシングするときにトントンと軽くたたいて刺激する

3 食事と睡眠をしっかりとる

頭皮を健康に保つ

頭皮を清潔にして毛穴を詰まらせないこと、マッサージなどをして頭皮の血流をよくすることも効果的です。シャンプー前にブラッシングすると、頭皮の汚れを浮かせて髪の絡みをなくすことができるので、シャンプー時の負担が少なくなります。

❶ 気《き》虚《きょ》タイプ

「気」は「血」を生むといわれていて、「気」が不足していると「血」も不足して抜け毛となる

症状 やる気が出ない、かぜをひきやすい、手足の冷え、食後すぐに眠くなる、胃下垂など

対策 「気」を補う → **基礎編** 気虚タイプ（40頁参照）

❷ 血《けっ》虚《きょ》タイプ

「血」が足りず、栄養と潤いがなくなり、髪に栄養分が行き渡らず抜け毛や髪がパサつく

症状 顔色が白っぽい、土気色っぽい、めまい、肌の乾燥、不眠、生理不順など

対策 「血」を補う → **基礎編** 血虚タイプ（45頁参照）

❸ 水《すい》滞《たい》タイプ

体内に「湿」と「熱」があり、頭皮がべたべたし、髪が脂っぽくなり、フケやかゆみが出る

症状 むくみ、体が重だるい・倦怠感、軟便・下痢、めまい・吐き気、アレルギーがあるなど

対策 「津液」の巡りをよくする → **基礎編** 水滞タイプ（52頁参照）

❹ 熱《ねつ》（暑がり）タイプ

体内に「湿」と「熱」があり、頭皮がべたべたし、髪が脂っぽくなり、フケやかゆみが出る

症状 口渇、顔色が赤い、目が赤い、便秘、皮膚の炎症など

対策 体の余分な「熱」を取り除く

→ **入門編** 食性の寒涼性（21頁参照）

→ **基礎編** 熱タイプ（82頁参照）

Ⅰ 肝《かん》タイプ

「肝」は「血」を蓄える臓。「肝」に「血」がないと髪に栄養がいかず、抜け毛となる

症状 イライラ、足がつる、目の症状、頭痛・肩こりなど張るような痛み、ストレスで悪化など

対策 「肝」の働きを助ける

→ **基礎編** 肝（59頁参照）

Ⅱ 腎《じん》タイプ

老化による抜け毛は、「腎」の弱りが原因。「腎」の精気の充実状態がわかるところは「髪」といわれるくらい、髪との関係が深い臓。

症状 腰痛、足腰がだるい、耳の症状、老化が早い、むくみなど

対策 「腎」の働きを助ける

→ **基礎編** 腎（77頁参照）

RECOMMEND

栄養学

栄養不足のことが多く、たんぱく質や皮膚を健康に保つビタミンA、ビタミンB_6、髪の成長を促すビタミンB_2、亜鉛をとる。ビオチンも抜け毛や皮膚・髪を健康に保つのに有効。

ビタミンA うなぎ、レバー、緑黄色野菜など

ビタミンB_2
レバー、さば、さんま、牛乳、納豆など

ビタミンB_6
まぐろ、さんま、鮭、鶏ささみ、にんにくなど

ビオチン レバー、卵、いわし、ピーナッツなど

亜鉛 牡蠣、牛肩肉、高野豆腐、大豆など

ツボ

血を補う **三陰交《さんいんこう》**：内くるぶしの1番高いところに小指をあて、指4本そろえて人差し指があたるところを押す

頭皮の血行をよくする **百会《ひゃくえ》**：頭のてっぺんで左右の耳を結んだところを押す

不摂生による抜け毛 **合谷《ごうこく》**：親指と人差し指の間で骨がぶつかるところを押す

加齢による抜け毛 **腎兪《じんゆ》**：へその高さで両側の腰骨に手をおき、親指があたるところを押す

参考 **中医学・薬膳のヒント** 肝血虚、湿熱、腎虚

美容のトラブル

白髪

白髪の原因は成長、発育、生殖活動や免疫などの働きをしている「腎」が弱り、黒い色素がつくれなくなってしまうことにあります。

抜け毛のところでもお話ししましたが、髪は「血の余り」といわれており、「血」が不足しても白髪につながります。

腰巻などして腰を温めることで、「腎」の冷えを防ぎ、働きを助けましょう。ストレスによっても「肝」の働きが悪くなってしまうので、運動するなどしてストレスを発散し、血流をよくするのもおすすめです。

共通セルフケア
SELF-CARE

1 食事と睡眠をしっかりとる

2 腰を温める

3 ストレス解消をする

髪は「血」が命。いい食事といい眠りから

バランスのいい食事をとることで、「気」「血」をつくり、髪の栄養が行き渡るようにします。

午前1～3時は「肝」を養い、新しい「血」をつくる時間とされているので、しっかり睡眠をとりましょう。

❶気《き》虚《きょ》タイプ

「気」は「血」を生むといわれているので、「気」が不足していると「血」も不足してしまう

症状 やる気が出ない、かぜをひきやすい、手足の冷え、食後すぐに眠くなる、胃下垂など

対策 「気」を補う → **基礎編** 気虚タイプ（40頁参照）

❷血《けっ》虚《きょ》タイプ

「血」が足りないことで栄養と潤いがなく、髪に栄養分が行き渡らないことで、白髪になる

症状 顔色が白っぽい、土気色っぽい、めまい、肌の乾燥、不眠、生理不順など

対策 「血」を補う → **基礎編** 血虚タイプ（45頁参照）

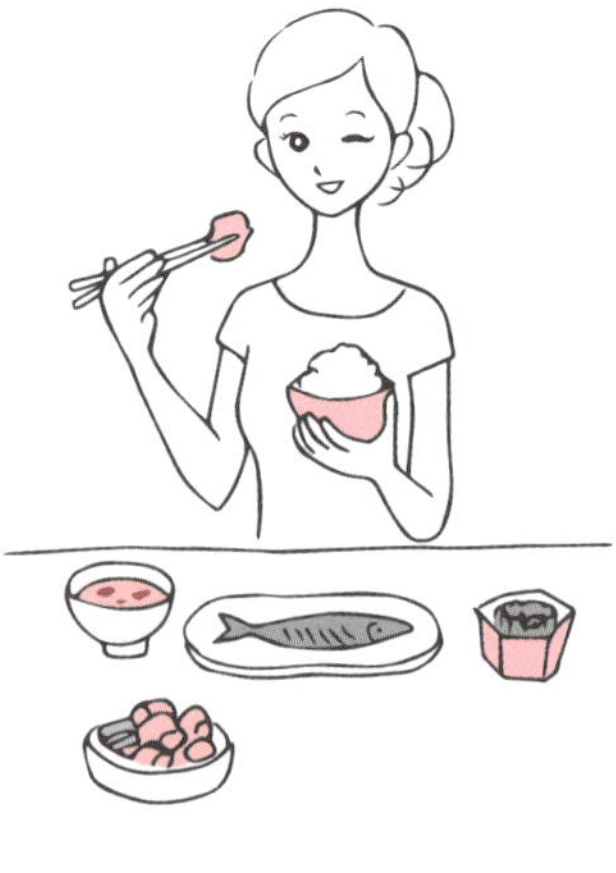

Ⅰ 肝《かん》タイプ

「肝」は「血」を蓄える臓。「肝」に「血」がないと髪に栄養がいかず、白髪になる

症状 イライラ、足がつる、目の症状、頭痛・肩こりなど張るような痛み、ストレスで悪化など

対策 「肝」の働きを助ける

→ **基礎編** 肝（59頁参照）

Ⅱ 腎《じん》タイプ

「腎」が弱って生命の源となる「精」が少なくなると、髪にも栄養が行き渡らず白髪になる

症状 腰痛、足腰がだるい、耳の症状、老化が早い、むくみなど

対策 「腎」の働きを助ける

→ **基礎編** 腎（77頁参照）

RECOMMEND

栄養学 色素をつくる細胞の活性化に必要なビタミンB_2や銅の不足も白髪の原因のひとつなので、しっかり補給する

ビタミンB_2 レバー、さば、さんま、牛乳、納豆など

銅 牡蠣、いいだこ、そら豆、ほたるいか、干しえびなど

ツボ

血を補う 三陰交《さんいんこう》：内くるぶしの１番高いところに小指をあて、指４本そろえて人差し指があたるところを押す

血巡りを良くする 膈兪《かくゆ》：肩甲骨の下端を結ぶラインにある背骨の下から指２本分外のところを押す

参考 **中医学・薬膳のヒント** 気血両虚、肝血虚、腎虚

美容のトラブル

爪が割れやすい

1 深爪をしない

2 爪や爪まわりの乾燥を防ぐ

3 必要な栄養をしっかりとる（特にたんぱく質）

爪は「筋の余り」といわれ、筋も「血」が栄養を与えているため、「血」が十分に巡っていることでしっかりとした爪がつくられます。また、爪は「肝の華」（精気の充実状態がわかるところ）といわれ、「肝」の状態がわかるところとされています。「血」の質も量も十分にあると、丈夫できれいな爪になります。「血」が少ないと、ほかにも肌が乾燥したり、めまい、足がつりやすくなるといった症状が出やすくなります。

共通セルフケア
SELF-CARE

赤い色の食材を食べて「血」を補う

「血」は、赤い色の食材を食べるといいとされています。クコの実、大棗《たいそう》（ナツメ）などを食べて「血」を補いましょう。爪も乾燥すると割れやすくなるので、クリームなどを塗って乾燥を防ぎましょう。爪を切るときはお風呂上りなど、爪がやわらかくなったときに切ると、爪に負担がかかりにくくなります。また深爪をすると割れやすくなるので、気をつけてください。

❶ 血虚《けっきょ》タイプ

「血」が足りないことで栄養と潤いがなく、爪に栄養分が行き渡らないので爪が割れやすくなってしまう。爪の色が薄かったり白っぽかったりする

症状 顔色が白っぽい、土気色っぽい、めまい、肌の乾燥、不眠、生理不順など

対策 「血」を補う

→ **基礎編** 血虚タイプ（45頁参照）

Ⅰ 肝《かん》タイプ

「肝」は「血」を蓄えるところなので、「肝」に「血」がないと爪に栄養がいかず、爪が割れやすくなる

症状 イライラ、足がつる、目の症状、頭痛・肩こりなど張るような痛み、ストレスで悪化など

対策 「肝」の働きを助ける

→ **基礎編** 肝（59頁参照）

RECOMMEND

栄養学 爪は栄養不足で割れやすくなる。爪をつくるケラチンを生成するのに必要なのは、たんぱく質とビタミンB群、亜鉛。あわせてビタミンAや、健康な爪や歯をつくるのに必要なカルシウムも一緒にとる。

ビタミンA うなぎ、レバー、緑黄色野菜など

ビタミンB群 玄米や全粒粉を使ったパン、豚肉、うなぎ、牡蠣など

カルシウム 牛乳、チーズ、煮干し、干しえび、がんもどきなど

亜鉛 牡蠣、牛肩肉、高野豆腐、大豆など

ツボ

血を補う 三陰交《さんいんこう》：内くるぶしの1番高いところに小指をあて、指4本そろえて人差し指があたるところを押す

血巡りを良くする 膈兪《かくゆ》：肩甲骨の下端を結ぶラインにある背骨の下から指2本分外のところを押す

参考 中医学・薬膳のヒント　肝血虚

からだのツボ

掲載したからだのツボ一覧

次頁、次々頁の図は、本書に記載したツボの場所と症状の一覧です。

経絡とは体内を網の目のように走っており、体の奥にある臓腑と体表までをつないでいる「気」や「血」の通り道です。経絡を通って全身に「気」や「血」が巡ることで、すべての組織・器官はバランスを保って正常に機能します。経絡で「気」や「血」の巡りが悪かったり、詰まると不調が起こります。また、経絡を通して体表にある器官と臓腑はお互いに影響しあっています。「肝」に変調が起きた場合、体の内部にある肝の異常が筋肉、目、爪などに現れます。ツボは体表に通っている経絡の上に存在します。臓腑に変調があった場合、その臓腑に関連するツボに痛みやしこりなどが現れます。ツボはほとんどのものが左右対称に全身に分布しています。ツボを押すことで刺激が経絡に伝わり、「気」や「血」の巡りがよくなり、経絡から臓腑に伝わって働きが正常に戻ります。症状が気になったときにツボを押さえるのに利用してください。

ツボ押しのポイント

1	息を吐きながら3～5秒押す。息を吸いながら3～5秒で離す
2	回数の目安は5～10回
3	気持ちがいいと感じる強さで押さえる

※食後やアルコールを飲んだあと、発熱しているときは控えましょう。

からだのツボ 表

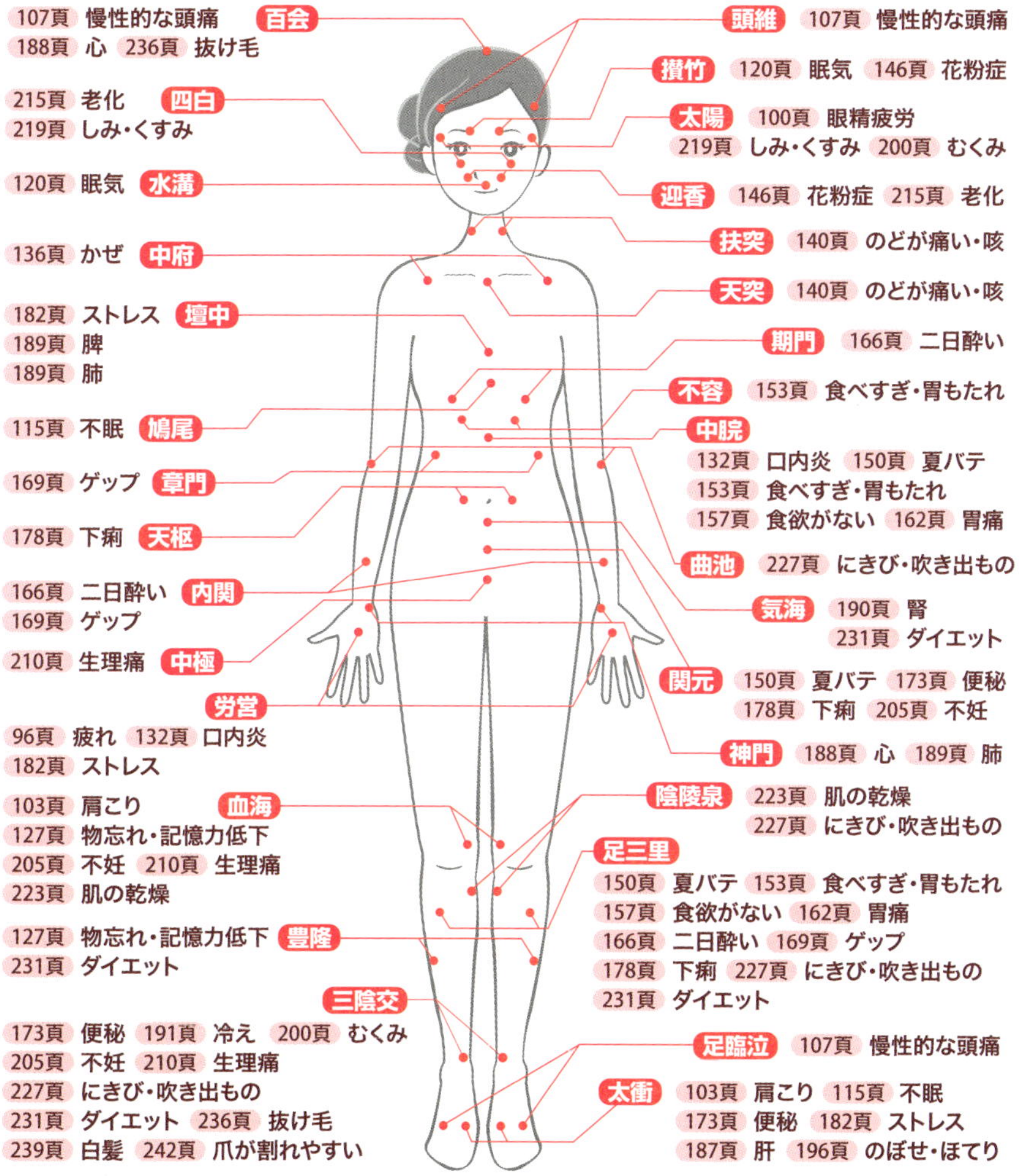
百会
107頁 慢性的な頭痛
188頁 心 236頁 抜け毛
四白
215頁 老化
219頁 しみ・くすみ
水溝
120頁 眠気
中府
136頁 かぜ
壇中
182頁 ストレス
189頁 脾
189頁 肺
鳩尾
115頁 不眠
章門
169頁 ゲップ
天枢
178頁 下痢
内関
166頁 二日酔い
169頁 ゲップ
中極
210頁 生理痛
労営
96頁 疲れ 132頁 口内炎
182頁 ストレス
血海
103頁 肩こり
127頁 物忘れ・記憶力低下
205頁 不妊 210頁 生理痛
223頁 肌の乾燥
豊隆
127頁 物忘れ・記憶力低下
231頁 ダイエット
三陰交
173頁 便秘 191頁 冷え 200頁 むくみ
205頁 不妊 210頁 生理痛
227頁 にきび・吹き出もの
231頁 ダイエット 236頁 抜け毛
239頁 白髪 242頁 爪が割れやすい
頭維
107頁 慢性的な頭痛
攢竹
120頁 眠気 146頁 花粉症
太陽
100頁 眼精疲労
219頁 しみ・くすみ 200頁 むくみ
迎香
146頁 花粉症 215頁 老化
扶突
140頁 のどが痛い・咳
天突
140頁 のどが痛い・咳
期門
166頁 二日酔い
不容
153頁 食べすぎ・胃もたれ
中脘
132頁 口内炎 150頁 夏バテ
153頁 食べすぎ・胃もたれ
157頁 食欲がない 162頁 胃痛
曲池
227頁 にきび・吹き出もの
気海
190頁 腎
231頁 ダイエット
関元
150頁 夏バテ 173頁 便秘
178頁 下痢 205頁 不妊
神門
188頁 心 189頁 肺
陰陵泉
223頁 肌の乾燥
227頁 にきび・吹き出もの
足三里
150頁 夏バテ 153頁 食べすぎ・胃もたれ
157頁 食欲がない 162頁 胃痛
166頁 二日酔い 169頁 ゲップ
178頁 下痢 227頁 にきび・吹き出もの
231頁 ダイエット
足臨泣
107頁 慢性的な頭痛
太衝
103頁 肩こり 115頁 不眠
173頁 便秘 182頁 ストレス
187頁 肝 196頁 のぼせ・ほてり

からだのツボ 裏

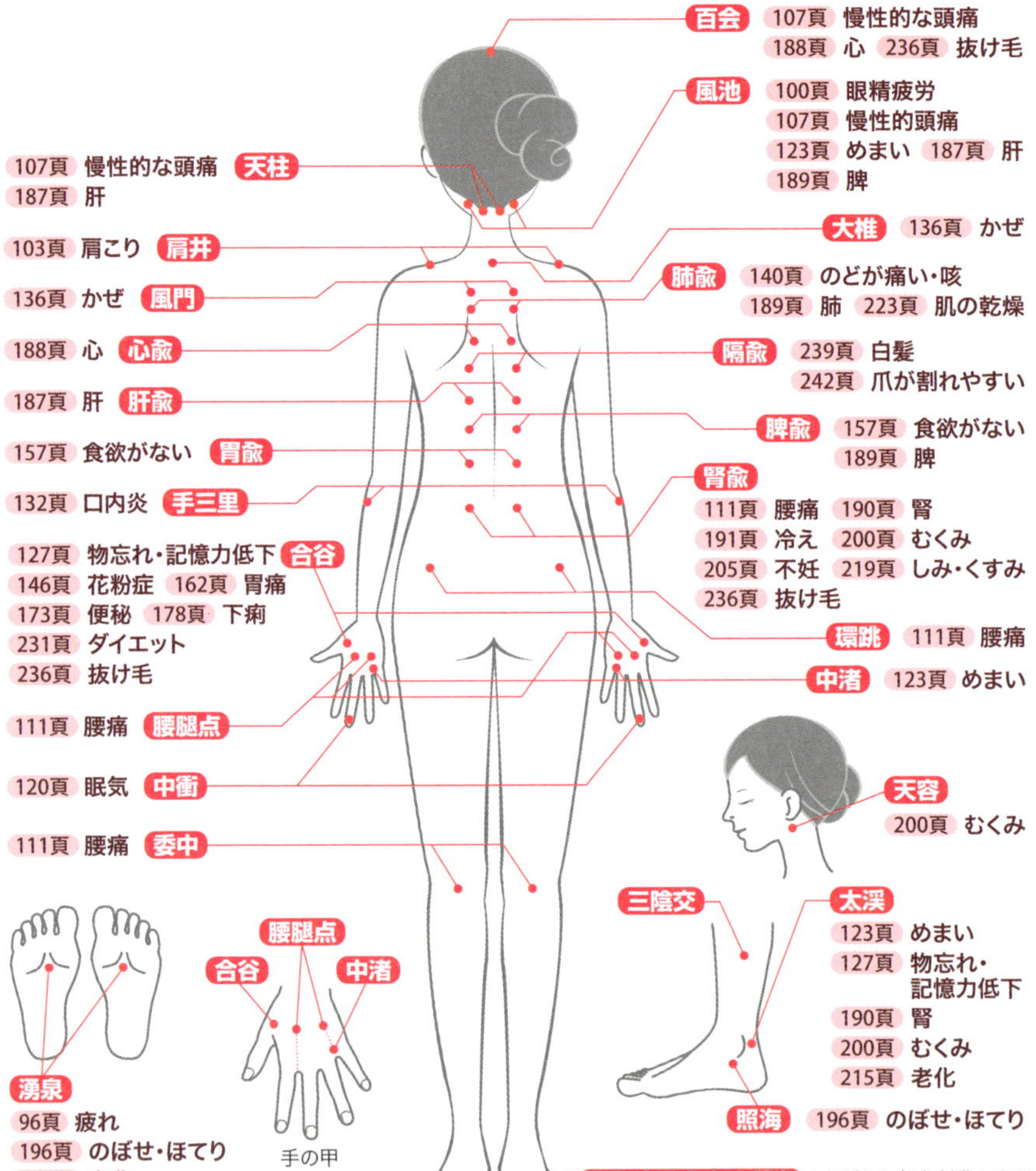

※ 天容・太渓・照海・三陰交 4カ所とも左右対称にある

付録 1

タイプ別
おすすめレシピ集

基礎編のタイプ別のレシピをご紹介します。簡単につくれるものばかりです。

特に薬膳茶は、手軽で毎日取り入れやすいものですし、体質にあわせて自分でブレンドすることもできます。

レシピ集を参考にしながら、本編から自分に必要な食材を見つけて、毎日の生活に継続して取り入れてみてください。

実践 体調を整える薬膳を取り入れてみよう

日ごろ使っている食材で、手軽なところからはじめよう

基礎編でチェックした「気虚《ききょ》」「血虚《けっきょ》」「陰虚《いんきょ》」「気滞《きたい》」「血瘀《けつお》」「水滞《すいたい》」の「気血津液」の状態、五臓「肝《かん》」「心《しん》」「脾《ひ》」「肺《はい》」「腎《じん》」の状態、「寒」「熱」の状態はどうでしたか？

自分の現在の状態を知ったうえで、手軽に薬膳を日々の生活に取り入れるきっかけになればと、レシピを載せました。どれも簡単につくれるものです。まずはつくってみて、体験してみましょう。

お茶の濃さの好みは人それぞれです。自分がいつも飲んでいるお気に入りの茶葉で、お好みの濃さに調整しておすすめの材料をプラスしてください。自分によりあったレシピへとアレンジしてカスタマイズしていくのも楽しくなります。

体調や気分、取り入れる時間などでも違ってきます。自分の体と心が本当に求めているものを見つけていくきっかけになればうれしいです。

おすすめお茶レシピ

気虚《ききょ》タイプにおすすめ

炒り大豆紅茶

紅茶に炒り大豆を加えると香ばしい風味が加わりほっこりとするお茶

材料１杯分

炒り大豆茶 2g、紅茶 1g

つくり方

材料を急須やティーポットに入れ、
熱湯 150cc を注ぎ３分蒸らす

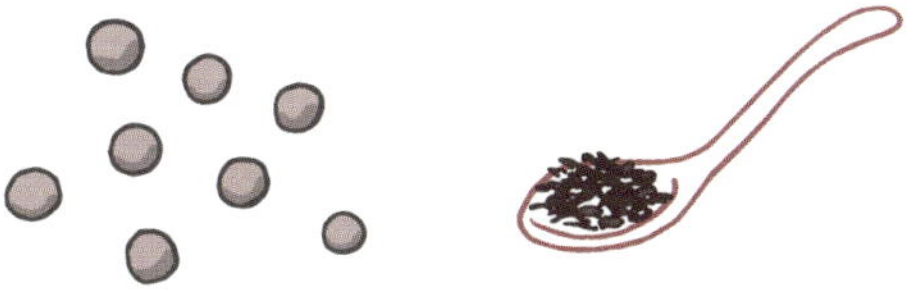

＋α

紅茶に桃をあわせたピーチティーもおすすめ。桃のジャムでも代用可能。

気滞《きたい》タイプにおすすめ

陳皮ジャスミン茶

さわやかな香りが気を巡らし、リフレッシュしてくれるお茶

材料１杯分

陳皮 0.5g、茉莉花《まつりか》茶 2g

つくり方

材料を急須やティーポットに入れ、
熱湯 150cc を注いで３分蒸らす

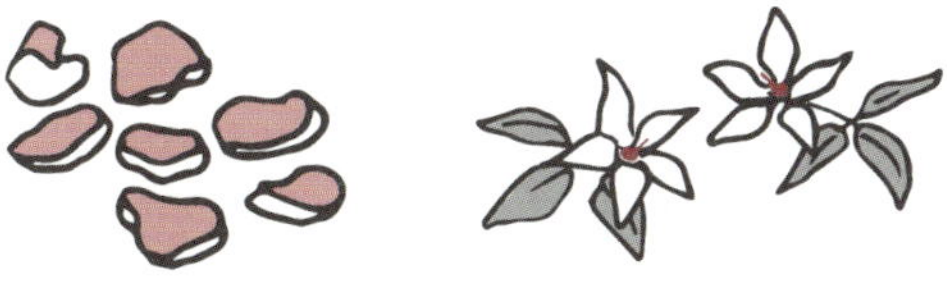

陳皮：みかんの皮のこと。古くなるほどいいとされます。冬にワックスなど使われていないみかんの皮を乾燥させて、自家製の陳皮をつくるのもおすすめ

＋α

陳皮が手に入らない際は、季節の柑橘類と茉莉花茶をあわせてもよい

おすすめお茶レシピ

血虚《けっきょ》タイプにおすすめ

黒豆棗《なつめ》茶

甘みのあるノンカフェインのお茶は夜に飲むのもおすすめ

材料１杯分

黒豆茶 2g、大棗《たいそう》１個（刻む）

つくり方

材料を急須やティーポットに入れ、
熱湯 150cc を注いで３分蒸らす

＋α

龍眼肉《りゅうがんにく》を加えるとさらにパワーアップする

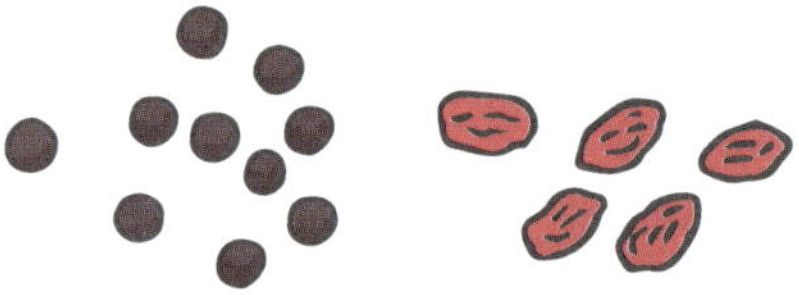

大棗（なつめ）：なつめの実を乾燥させたもの。スーパーなどで購入できる。中国では楊貴妃が好んで食べたとされていて、１日３粒食べれば老いない

血瘀《けつお》タイプにおすすめ

黒糖甘酒

黒砂糖のコクが加わった風味豊かな甘酒ドリンク。飲みすぎにはご注意を

材料１杯分

甘酒（糀タイプ）50g、黒砂糖 5g

つくり方

黒砂糖を熱湯大さじ２で溶き、そこへ甘酒を注ぐ

＋α

黒砂糖の代わりにブルーベリーを使うのもおすすめ

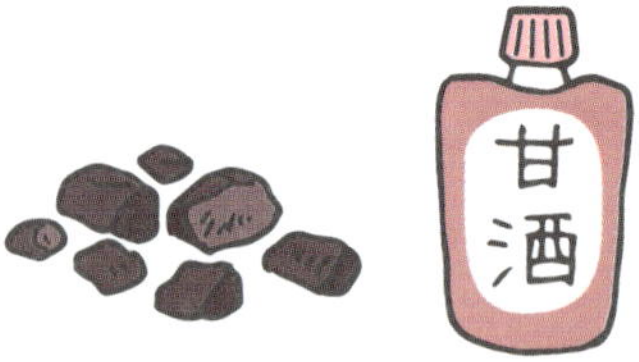

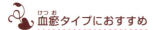

甘酒とブルーベリーの組みあわせもおすすめ

おすすめお茶レシピ

陰虚《いんきょ》タイプにおすすめ

はちみつヨーグルトドリンク

王道コンビのドリンクも立派な薬膳です。濃さや甘さはお好みで

材料 1 杯分

プレーンヨーグルト 100g、はちみつ 20g

つくり方

ヨーグルトにはちみつを加えて混ぜ、
そこに水を 80cc 注いでさらにかき混ぜる

＋α

梨を加えるとさらにパワーアップする

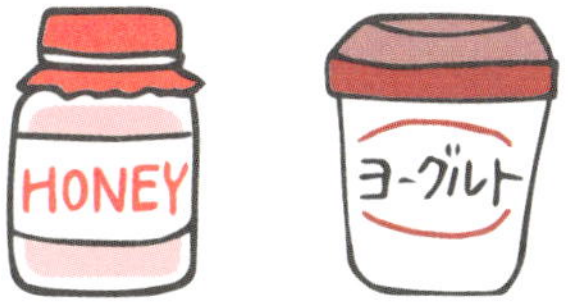

ヨーグルトに水・お好みのハチミツを加えて
混ぜあわせる

水滞《すいたい》タイプにおすすめ

小豆烏龍茶

ダイエットやむくみ対策に。食事とあわせても飲みやすいお茶

材料 1 杯分

ウーロン茶 1g、小豆茶 2g

つくり方

材料を急須やティーポットに入れ、
熱湯を 150cc 注いで 3 分蒸らす

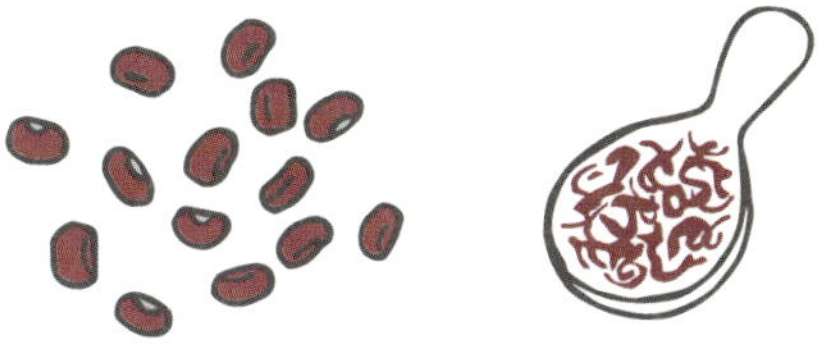

＋α

カフェインが気になる人は、ウーロン茶の代わりにはと麦茶がおすすめ

おすすめお茶レシピ

寒タイプにおすすめ

シナモン紅茶

手軽に、気軽に、いつでも楽しめる薬膳茶

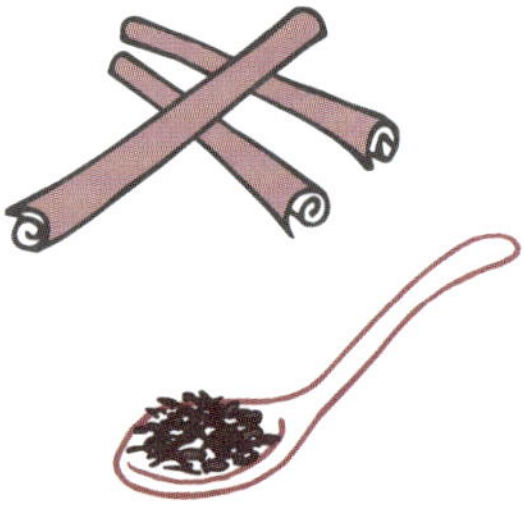

材料 1 杯分

紅茶 2g、シナモン少々

つくり方

紅茶をティーポットに入れ、熱湯 150cc を注いで 1 分蒸らす。
カップに注いだらシナモンを振る

＋α

甘みを加えるなら黒砂糖がおすすめ

熱（暑がり）タイプにおすすめ

ミント緑茶

スーっとした清涼感がクセになるお茶

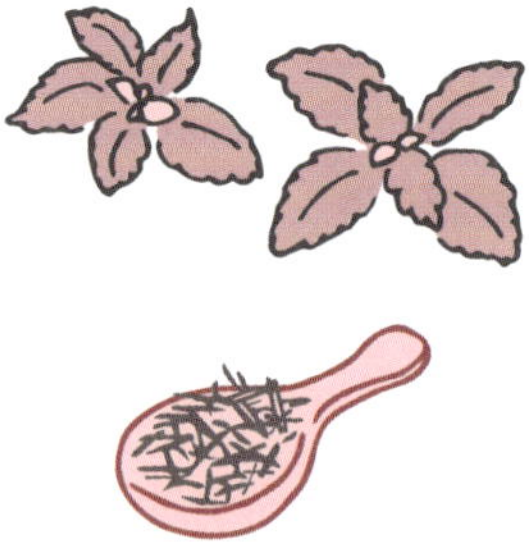

材料 1 杯分

緑茶 3g、ミント少々

つくり方

材料を急須やティーポットに入れ、70 ～ 80℃の
お湯 150cc を注いで 1 分蒸らす

＋α

日本の緑茶でも中国緑茶でもどちらでも大丈夫

お手軽料理レシピ

肝タイプにおすすめ

かじきまぐろと香味野菜の甘酢和え

ほどよい酸味と香りが「肝」の働きを助けてくれます。つくり置きにもおすすめ

材料（2人分）

かじきまぐろ……2切れ
セロリ……1/2本
玉ねぎ……1/4個
にんじん……1/4本
酒……適量
片栗粉……適量
塩……適量
こしょう……適量
揚げ油……適量
すし酢……200cc ┐甘酢
醤油……小さじ1 ┘

つくり方

[準備] かじきまぐろは、少々酒につけて臭みをとる

❶ セロリ、にんじんは千切り、玉ねぎは薄切りにし、玉ねぎとにんじんは、ほんの少し下茹でしておく

❷ かじきまぐろの水分をふき取り、塩、こしょうをして片栗粉をまぶし、170度の揚げ油でカラッと揚げる

❸ ❷が熱いうちに、❶とともに甘酢に漬け込み甘酢がしみ込んだら完成

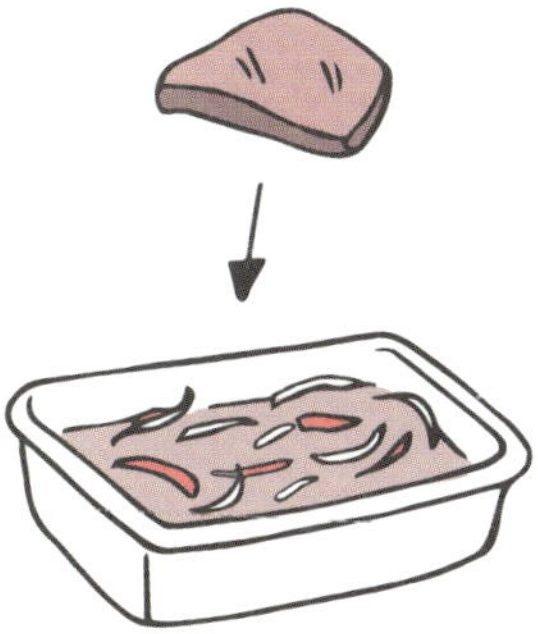

心タイプにおすすめ

コーヒーマドレーヌ

甘いスイーツも食材の組みあわせ次第で薬膳に！

材料（2人分）

卵……1個
グラニュー糖……50g
薄力粉……50g
アーモンドプードル……10g
ベーキングパウダー……1.5g
無塩バター……50g
コーヒーリキュール……15g

つくり方

❶ 卵をほぐし、グラニュー糖と混ぜあわせる
❷ ❶にふるっておいた薄力粉、アーモンドプードル、ベーキングパウダーを加えて混ぜる
❸ ❷に溶かしたバターとコーヒーリキュールを加えてさらに混ぜる
❹ ❷を冷蔵庫で1時間ほど休ませる
❺ ❸を型に入れ、200度のオーブンで10分焼く

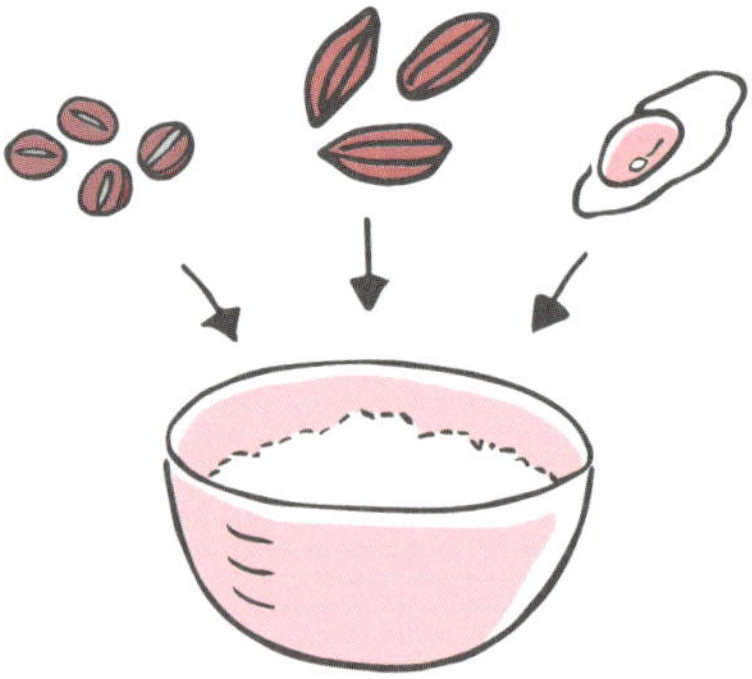

脾タイプにおすすめ

山芋と雑穀のごはん

山芋は皮ごと使うのがポイント！ 季節を問わず楽しめる

材料（2人分）

米……1合
黒米、押し麦、はと麦、あわ、きび、ひえ……雑穀あわせて15g
山芋……30g
塩……少々

つくり方

❶ 米と雑穀は洗い、30分以上浸水させる。山芋は洗い、皮付きのまま食べやすい大きさに切る
❷ 炊飯器に米と雑穀を入れ、炊飯ジャーの1合の目盛りまで水を入れる
❸ ❷に塩と山芋を入れて炊く

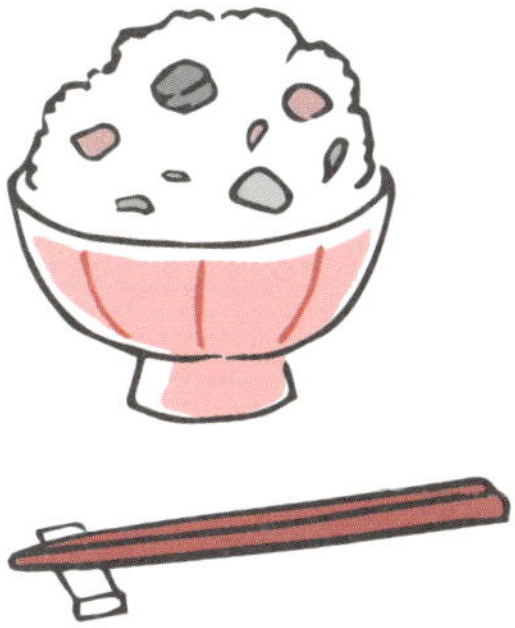

山芋：山芋は漢方の生薬の「山薬」という名称で滋養強壮などの効能で用いられている

肺タイプにおすすめ

れんこん・エリンギ・松の実のきんぴら

「肺」を潤す白い食材を使用。お弁当のおかずにも重宝する

材料（2人分）

れんこん	200g
エリンギ	100g
松の実	20g
バター	15g
醤油	大さじ2
はちみつ	大さじ2
鷹の爪	適量

つくり方

❶れんこん、エリンギは輪切りにし、れんこんは水にさらす

❷フライパンにバターを入れて熱し、れんこん、エリンギ、鷹の爪を炒める

❸❷に松の実も入れてさらに炒め、はちみつ・醤油で味をつけ、なじんだら完成

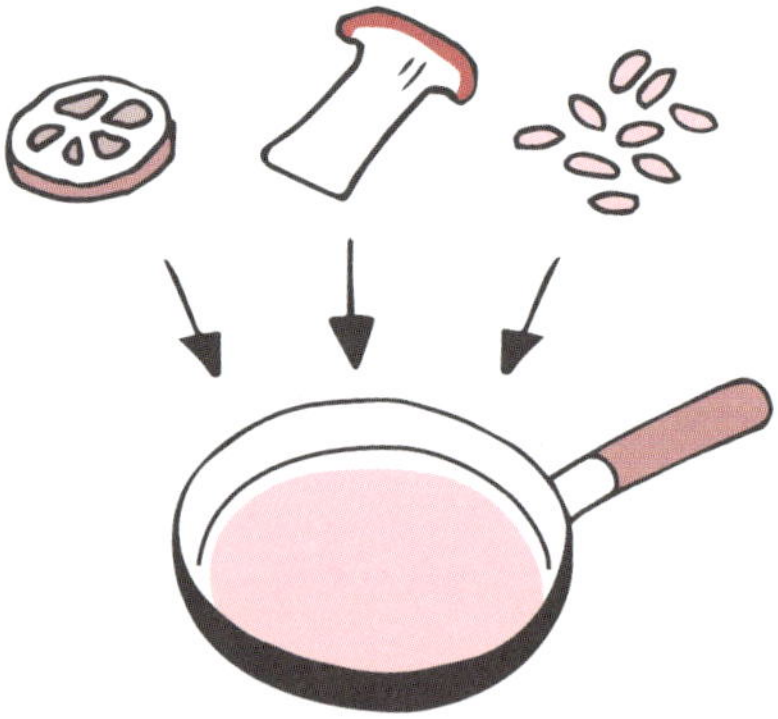

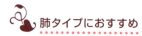

腎タイプにおすすめ

黒ごま坦々スープ

「腎」の働きを助ける黒ごまを使用。特に寒い日におすすめ

材料（2人分）

- 豚ひき肉……80g
- 長ネギ……1/2本
- しょうが……8g
- ブロッコリー……1/2株
- 鶏ガラスープ……400cc
- 黒練りごま……大さじ1
- 黒すりごま……小さじ2
- 味噌……大さじ2
- ごま油……小さじ1
- 一味唐辛子……適量

つくり方

❶ 長ネギ、しょうがはみじん切り、ブロッコリーは小房に分ける
❷ 鍋にごま油を入れて熱し、長ねぎ、しょうがを炒める
❸ ❷に豚肉を入れて、さらに炒める
❹ ❷に鶏ガラスープを入れ煮立たせ、ブロッコリーを入れ1～2分煮る
❺ ❸に黒練りごま、味噌を入れる
❻ 最後に黒すりごま、一味唐辛子を入れて完成

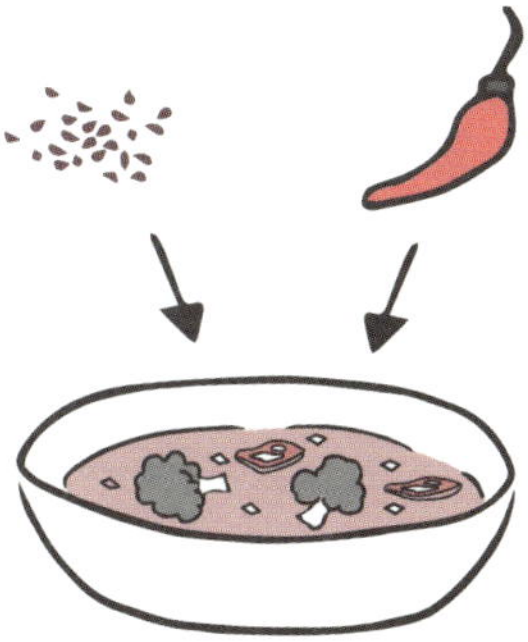

食材として手に入れられる生薬

生薬でありながら、食材として手に入れられるものがあります。効能別に食材と名称が異なるものを一覧にしました。（　）の中が生薬の名称です。薬膳をつくるときの参考にしてください。

食材として手に入れられる生薬一覧

気を補う食材（生薬）	山芋（山薬《さんやく》）、なつめ（大棗《たいそう》）、はちみつ（蜂蜜《ほうみつ》）
気の巡りをよくする食材（生薬）	みかんの皮（陳皮《ちんぴ》）、らっきょう（薤白《がいはく》）、ハナマスの花（玫瑰花《まいかいか》）、キンモクセイの花（桂花《けいか》）
陽を補う食材（生薬）	くるみ（胡桃肉《ことうにく》）
体を温める食材（生薬）	シナモン（桂枝《けいし》・桂皮《けいひ》・肉桂《にっけい》）、フェンネル（小茴香《しょううういきょう》）、ナツメグ（肉豆蔲《にくくず》）、グローブ（丁香《ちょうこう》）、八角（大茴香《だいういきょう》）、生姜を蒸して乾燥したもの（乾姜《かんきょう》）、山椒（蜀椒《しょくしょう》）、よもぎ（艾葉《がいよう》）
血の巡りをよくする食材	ターメリック（姜黄《きょうおう》）、ウコン（鬱金《うこん》）、紅花（紅花《こうか》）、サフラン（蕃紅花《ばんこうか》）
陰液を補う食材（生薬）	クコの実（枸杞子《くこし》）桑の実·マルベリー（桑椹《そうじん》）、百合根（白合《びゃくごう》）
体の余分な水分を取り除く食材（生薬）	はと麦（薏苡仁《よくいにん》）、小豆（赤小豆《せきしょうず》）、冬瓜の皮（冬瓜皮《とうがんひ》）、とうもろこしのひげ（南蛮毛《なんばんげ》、玉米髭《ぎょくべいしゅ》）
痰を取り除く食材(生薬)	海藻（海藻《かいそう》）、昆布（昆布《こんぶ》）
咳を止める食材（生薬）	あんずの種（杏仁《きょうにん》）、ぎんなん（白果《びゃくか》）、れんこんの節（藕節《ぐうせつ》）
体の余分な熱を取り除く食材（生薬）	どくだみ（魚醒草《ぎょくせいそう》）、たんぽぽ（蒲公英《ほこうえい》）
精神を安定させる食材（生薬）	小麦（小麦《しょうばく》）、かき（牡蠣《ぼれい》）

付録2

五行属性表

五行属性表は、あらゆるものを木・火・土・金・水の５つに分類して表にしたものです。自然界と人体の関連性を示していて、同じ行に属しているものは関連が深く、五臓の変調を知り、治療などに応用されています。本編でもいろいろなところで出てくるので、参考にしてみてください。

「五行属性表」で自然と人体の関連をみる

あらゆるものを5つに分類して関連性をみる

自然界に存在するものを、木・火・土・金・水の5つに分類しています。同じ行に属しているものは、互いに影響を受けやすくなります。

たとえば木の行には「肝」「筋」「目」「爪」「涙」が属していて、お互いに影響を受けます。「目」が充血する、「爪」が割れやすいといった症状が出ているときは、「肝」の機能が変調していると疑います。

臓腑や味、季節もそれぞれ五行に分類されていて、薬膳ではこの五行のバランスも考慮して献立を組み立てます。

春は木の行にありますが、「肝」や「目」に症状が出やすい季節となり、「肝」の養生をします。

調子の悪いところがある場合、悪いところの調子がよくなるように働きかけるだけでなく、同じ行のものの調子をよくすることでカバーすることが可能です。

本書にも関連している内容が出てくるので、左頁の表を参考にしてみてください。

五行属性表

	五行	木	火	土	金	水
自然界	五季	春	夏	長夏《ちょうか》	秋	冬
	五方	東	南	中央	西	北
	五色	青	赤	黄	白	黒
	五気	風	暑	湿	燥	寒
	五化	生	長	化	収	蔵
	五味	酸	苦	甘	辛	鹹《かん》（しょっぱい）
人体	五臓	肝	心	脾	肺	腎
	五腑	胆	小腸	胃	大腸	膀胱
	五官	目	舌	口	鼻	耳・二陰
	五主	筋	血脈（血管）	肌肉《きにく》（筋肉）	皮膚	骨
	五華	爪	面色（顔色）	唇	皮毛	髪
	五志	怒	喜	思	憂・悲	恐・驚
	五液	涙	汗	涎《せん》（よだれ）	涕《てい》（鼻水）	唾（つば）

※二陰：生殖器と肛門
※五官：外界と内臓を結ぶ感覚器官
※五主：五臓の栄養状態が現れるところ
※五華：外見から精気の充実がわかるところ
※五志：五臓に関連する感情
※五液：五臓の分泌液

おわりに

たくさんある本の中から本書をお選びいただき、また最後までお読みいただきありがとうございました。心より感謝いたします。

本書は薬膳をはじめて知った人でも、実際に取り入れていただきやすいように構成しました。健康になるためには「食事・運動・睡眠」この3つが大切だと理解できるかと思います。気をつけることで、「気」「血」「津液」を補うこと、巡らすことができてバランスが取れます。食べることは楽しみでもあり、心を元気に豊かにすることができます。また、体をつくり、体調を整えることができます。食べることが好きな私は、食べ物が心と体の未来に変化をもたらすのであれば、食べ物を意識して選ぼうと思ったことから栄養学、薬膳を学び、今に至ります。

実践して体験しながらあなたの体調がどう変化するかを感じてください。日々体の状態を見つめることで体調の整え方が上手になっていきます。

自分がどのタイプか迷うかと思います。そのときはいろいろ見た中で重なっているものや、一番気になることから実践してみてください。「毎日できなかった」「ひとつしかできなかった」などと思わず、長い目でみれば、ひとつでも1回でも体や心によいことをして積み重ねていけば、何もしなかった自分より変化しているはずです。自分自身と向きあって核を見極め、楽しみながら生活に取り入れてみてください。

本書の出版にあたり、ソーテック社編集部長の福田清峰さまをはじめ、スタッフのみなさま、イラストを担当していただいた佐とうわこさま、素敵なカバーデザインをしていただいたスズキフサコさま、執筆にご協力いただいた尊敬する日本中医学院講師・日本中医食養学会理事長鳳寛子先生、紡ぐしあわせ薬膳協会講師足立るみさん、修了生の伏屋美咲さん、熊崎敬子さん、お世話になっております日本中医学院（旧国立北京中医薬大学日本校）理事長植松捷之先生はじめ諸先生方、日本中医食養学会の諸先生方、いつも応援してくださっているみなさま、そしてそばで温かく見守ってくれている家族に心から感謝します。

心身ともに健康であってこそ、自分のかなえたいことができます。薬膳を通して自分自身を知り、人生の質を高められるように願っています。

2ページに読者特典がありますので、是非無料プレゼントをもらって、チェックシート代わりにして活用してくださいね。

水田小緒里

参考文献
「中医薬膳」鳳寛子主編（日本中医食養学会）
「薬膳食典 食物性味表」日本中医食養学会編（燎原書店）
「中医基礎理論」日本中医学院
「中医診断学」日本中医学院
「中医内科学」日本中医学院
「全訳 中医基礎理論」戴毅監修（たにぐち書店）
「全訳 中医診断学」王憶勤主編（たにぐち書店）
「全訳 中医婦人科学」羅元愷主編（たにぐち書店）
「中医内科学」中国国家中医薬管理局中医師資格認証センター編著（たにぐち書店）
「中医臨床のための中薬学」神戸中医学研究会編著（東洋学術出版社）
「鍼灸学 基礎篇・経穴篇」日中共同編集（東洋学術出版社）
「漢方の基礎と臨床」髙山宏世編著（三考塾叢刊）
「東洋医学のしくみ」兵頭明監修（新星出版社）
「よくわかる東洋医学」平馬直樹・瀬尾港二・稲田恵子監修（池田書店）
「カラー図解東洋医学基本としくみ」仙頭正四郎監修（西東社）
「名医が解説する漢方で治す気になる不調」岡部哲郎著（法研）
「いちばんわかりやすい東洋医学の基本講座」佐藤弘・吉川信監修（成美堂出版）
「中医アロマテラピー家庭の医学書」有藤文香著（池田書店）
「新版 経絡経穴概論 第2版」教科書執筆小委員会著（医道の日本社）
「ビジュアル版東洋医学経絡・ツボの教科書」兵頭明監修（新星出版社）
「東方栄養新書」梁晨千鶴著（メディカルユーコン）
「あたらしい栄養学」松田早苗・吉田企世子監修（高橋書店）
「栄養の基本がわかる図解事典」中村丁次監修（成美堂出版）
「最新版知っておきたい栄養学」白鳥早奈英監修（学研）
「改訂新版栄養成分の事典」則岡孝子監修（新星出版社）
「改訂新版栄養の教科書」中嶋洋子監修（新星出版社）
「からだにおいしいキッチン栄養学」宗像伸子監修（高橋書店）
「カラダの不調すっきり大辞典」（宝島社）
「神奇的 12 时辰飲食養生法」曲黎敏＆康鑑文化編輯部（人類智庫）
「黄帝内経 十二时辰养生经」養生館編委会編（広東科技出版社）

執筆協力
鳳 寛子　足立るみ（レシピ担当）　伏屋美咲（経絡・ツボ担当）　熊崎敬子

オトナ女子の 薬膳的《やくぜんてき》セルフケア大全《だいぜん》

2018年11月20日　初版第1刷発行
2025年4月30日　初版第10刷発行

著　者　水田小緒里
発行人　柳澤淳一
編集人　久保田賢二
発行所　株式会社ソーテック社
〒102-0072
東京都千代田区飯田橋4-9-5　スギタビル4F
TEL：注文専用 03-3262-5320
FAX：　03-3262-5326

印刷所　TOPPANクロレ株式会社

ISBN978-4-8007-2058-0